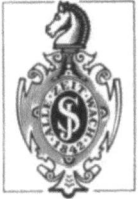

Mit freundlichen Empfehlungen
KNOLL AG · 6700 Ludwigshafen

Koronare Herzkrankheit I

Fragen – Antworten

Zusammengestellt
und bearbeitet von F. Sesto

Mit 13 Abbildungen

Springer-Verlag
Berlin Heidelberg New York Tokyo 1983

Dr. med. Fred Sesto
Otto-Beck-Straße 14
6800 Mannheim 1

CIP-Kurztitelaufnahme der Deutschen Bibliothek
Koronare Herzkrankheit : Fragen – Antworten / zsgest. u. bearb. von F. Sesto. –
Berlin ; Heidelberg ; New York ; Tokyo : Springer. 1 (1983).
ISBN-13: 978-3-540-12649-2   e-ISBN-13: 978-3-642-87228-0
DOI: 10.1007/978-3-642-87228-0
NE: Sesto, Fred [Bearb.]

Das Werk ist urheberrechtlich geschützt. Die dadurch begründeten Rechte, insbesondere die der Übersetzung, des Nachdruckes, der Entnahme von Abbildungen, der Funksendung, der Wiedergabe auf photomechanischem oder ähnlichem Wege und der Speicherung in Datenverarbeitungsanlagen bleiben, auch bei nur auszugsweiser Verwertung, vorbehalten. Die Vergütungsansprüche des § 54, Abs. 2 UrhG werden durch die „Verwertungsgesellschaft Wort", München, wahrgenommen.

© by Springer-Verlag Berlin Heidelberg 1983

Die Wiedergabe von Gebrauchsnamen, Handelsnamen, Warenbezeichnungen usw. in diesem Werk berechtigt auch ohne besondere Kennzeichnung nicht zu der Annahme, daß solche Namen im Sinne der Warenzeichen- und Markenschutz-Gesetzgebung als frei zu betrachten wären und daher von jedermann benutzt werden dürften.

Produkthaftung: Für Angaben über Dosierungsanweisungen und Applikationsformen kann vom Verlag keine Gewähr übernommen werden. Derartige Angaben müssen vom jeweiligen Anwender im Einzelfall anhand anderer Literaturstellen auf ihre Richtigkeit überprüft werden.

Satz- und Bindearbeiten: G. Appl, Wemding, Druck: aprinta, Wemding
2119/3140-54321

Zum Geleit

Mit dem Anstieg der Herz- und Gefäßerkrankungen, der mitunter durch die höhere Lebenserwartung einerseits und das sinkende Befallsalter andererseits bedingt ist, stieg auch der diagnostische und therapeutische Einsatz von Ärzten an. Mehr als 360 000 Menschen sind jährlich in der Bundesrepublik Deutschland durch einen akuten Koronarverschluß als Folge einer über jahrelang phasenartig verlaufenden koronaren Herzerkrankung gefährdet. Die Aufgabe der Humanmediziner ist es, diese Patienten möglichst rechtzeitig zu identifizieren, bevor es zum Untergang eines größeren Teils lebenden Myokardgewebes, zum Koronar- oder plötzlichen Herztod kommt. Fortschritte in der Untersuchungstechnik und Pharmakotherapie können einer großen Zahl gefährdeter Patienten dann zugute kommen, wenn es dem Arzt in der Sprechstunde gelingt, den Kreis der Verdächtigen so einzuengen, daß die darauf folgenden invasiven Untersuchungen an den richtigen Patienten erfolgen.

Die Diagnose der koronaren Herzkrankheit stützt sich auf die Beschwerdesymptomatik, EKG-Befunde und das Koronarangiogramm, die durch sinnvolle gegenseitige Ergänzung die Grundfragen zur Funktion und Morphologie des Myokards beantworten können. Da aus strömungsmechanischen Gründen gering- oder mittelgradige Koronarstenosen hämodynamisch unwirksam bleiben, muß damit gerechnet werden, daß bei ca. 90% der Patienten mit typischer Symptomatik einer Koronarinsuffizienz schon hochgradige Stenosen oder sogar totale Obstruktionen einer oder mehrerer extramuralen Koronararterien vorliegen können.

Verzeichnis der Fragen

1. Wie ist die koronare Herzkrankheit zu definieren? *1*

2. Ist die Symptomatik der koronaren Herzkrankheit an eine bestimmte Reihenfolge gebunden? *2*

3. Welche ätiologischen Faktoren liegen einer koronaren Herzkrankheit zugrunde? *3*

4. Gibt es bevorzugte Stellen am Koronargefäßsystem, die von atherosklerotischen Prozessen befallen werden? *4*

5. Gibt es einen kritischen Stenosegrad, der zu einer klinisch manifesten Koronarinsuffizienz führt? *5*

6. Ist für das Ausmaß der Durchblutung einer stenosierten Koronararterie der Stenosegrad oder die Länge der Stenose ausschlaggebend? *6*

7. Im Vergleich zu anderen Gefäßbezirken, werden anscheinend die Koronargefäße bevorzugt von atherosklerotischen Veränderungen betroffen. Was können die Ursachen sein? *7*

8. Findet man die koronare Herzkrankheit häufiger bei Männern oder bei Frauen? *8*

9. Wie ist das Auftreten von Angina-Anfällen bei Angstzuständen, Aufregungen oder unter Kälteeinfluß zu erklären? *9*

10. Welche kardialen und extrakardialen Erkrankungen können symptomatisch eine Koronarinsuffizienz vortäuschen? *10*

VII

11. Welche diagnostischen Möglichkeiten stehen dem Arzt zur Sicherung der Diagnose einer koronaren Herzkrankheit zur Verfügung? *11*

12. Was versteht man unter der Bezeichnung „Syndrom myokardialer Muskelbrücke"? *13*

13. Was ist unter der Bezeichnung „Papillary dysfunction Syndrom" zu verstehen? *14*

14. Kann im Hinblick auf eine erfolgversprechende Behandlung die stabile Angina pectoris nach Stadien der Funktionsbeeinträchtigung des Myokards eingeteilt werden? *15*

15. Welche kausalen Faktoren entsprechen aus pathophysiologischer Sicht der Stadiumeinteilung der stabilen Angina pectoris? *17*

16. Welche Ursachen führen zu einer Erhöhung des O_2-Bedarfs und welche zu einer Verminderung des O_2-Angebots? *18*

17. Welche topographische und funktionelle Unterschiede bestehen zwischen den intramuralen Arteriolen und epikardialen Stammarterien im Hinblick ihrer medikamentösen Beeinflußung bei Patienten mit einer koronaren Herzkrankheit? *20*

18. Welche Bedeutung fällt bezüglich des Strömungswiderstandes der Blutviskosität als intravasaler Komponente des Koronarwiderstands zu? *22*

19. Man liest öfters von einem Circulus-vitiosus-Mechanismus bei der Angina pectoris. Was ist eigentlich darunter zu verstehen? *23*

20. Was ist unter einer antiödematösen Wirkung der systolischen Kontraktion zu verstehen? *24*

21. Kann das Circulus-vitiosus-Geschehen bei der Angina pectoris durchbrochen werden? *25*

22. Welche zentralen und peripheren hämodynamischen Größen müssen beeinflußt werden, um den drei vorausgehend aufgeführten Forderungen gerecht zu werden? *26*

23. Welche Parameter zählen zur zentralen Hämodynamik, welche zur peripheren Hämodynamik und welche zu der Ventrikelmechanik? *27*

24. Welche Parameter zählen zu den Hauptdeterminanten des myokardialen O_2-Verbrauchs? *29*

25. Aus der Physiologie ist bekannt, daß die Herzfrequenz im Vergleich zur systolischen Spannungsentwicklung bezüglich des O_2-Verbrauchs eine untergeordnete Rolle spielt. Warum wird sie hier zu den Hauptdeterminanten des Myokardialen O_2-Verbrauchs aufgeführt? *30*

26. Welche Bedeutung fällt der vasalen Komponente und welche der myokardialen Komponente des Koronarwiderstandes bei koronarer Herzkrankheit zu? *31*

27. Ist der präkordiale Schmerz bei der koronaren Herzkrankheit der empfindlichste und damit der erste Indikator einer manifesten Koronarinsuffizienz? *33*

28. Welche hämodynamischen Parameter sind für die linksventrikuläre Wandspannung verantwortlich und wie kann man die Wandspannung bestimmen? *34*

29. Wie ist die Ventrikelleistung zu definieren? *35*

30. Wie häufig tritt eine Herzinsuffizienz als Folge einer Koronarinsuffizienz auf? *36*

31. Ergibt sich für Patienten mit einer Koronarinsuffizienz und gleichzeitig hypertrophiertem Myokard (Hypertoniker) eine

ungünstigere O_2-Versorgung als bei Patienten mit normalem Myokard? *37*

32. Welchen Gefahren sind Patienten mit einer stabilen oder instabilen Angina pectoris ausgesetzt? *38*

33. Liegen quantitative und qualitative Korrelationen zwischen der Lokalisation von kritischen Koronarstenosen und dem Auftreten von lebensbedrohlichen Rhythmusstörungen vor? *39*

34. Bestehen Korrelationen zwischen der linksventrikulären Hämodynamik und der Wandmotilität des linken Ventrikels gegenüber der Häufigkeit von ventrikulären Rhythmusstörungen und ihrem Schweregrad nach der Lown-Klassifikation? *40*

35. Wie ist das Krankheitsbild der instabilen Angina pectoris zu definieren? *41*

36. Welche klinischen Symptome sind für die instabile Angina pectoris charakteristisch? *42*

37. Welche Befunde liegen im Hinblick auf die Koronaranatomie bei der instabilen Angina pectoris vor? *43*

38. Welche Gesichtspunkte stehen aus pathophysiologischer und klinischer Sicht im Vordergrund der instabilen Angina pectoris? *44*

39. Sind die Ursachen bzw. die auslösenden Faktoren, die zu Koronarspasmen führen können, bekannt? *45*

40. Welche Symptomatik ist für die vasospastische Angina pectoris charakteristisch? *46*

41. Welche klinisch relevante Folgen können Koronarspasmen auslösen? *47*

42. Wie ist die vasospastische Angina pectoris (Prinzmetal-Angina)

von der stabilen Angina (Belastungs-Angina)
abzugrenzen? *49*

43. Gibt es heute eine klinisch zuverlässige Methode zur Sicherung der Diagnose einer vasospastischen bzw. Prinzmetal-Angina? *50*

44. Welche konkreten Hinweise können in der Praxis als Anhaltspunkte zur Differentialdiagnose zwischen der vasospastischen Angina, Belastungs-Angina und akutem Myokardinfarkt verwendet werden? *51*

45. Wie ist zu erklären, daß bei angiographisch nachgewiesener 100%-iger Stenose einer Stammarterie poststenotisch kein Infarkt auftritt? *52*

46. Welche Myokardschicht ist bei O_2-Mangel für die Entstehung von Myokardnekrosen am anfälligsten? *53*

47. Besteht die Möglichkeit, daß sich subendokardiale Nekrosen bzw. subendokardiale Infarkte zu einem transmuralen Infarkt entwickeln? *54*

48. Gibt es Hinweise über die Häufigkeit von subendokardialen Infarkten in Relation zu transmuralen Infarkten? *57*

49. Ist eine Verbesserung der linksventrikulären Myokardfunktion nach einer Aneurysmektomie zu erwarten? *58*

50. Kann aus elektrokardiographischer Sicht das Infarktgeschehen in einzelne Stadien eingeteilt werden und welche EKG-Zeichen sind typisch für den Verlauf des Myokardinfarkts? *59*

51. Was versteht man unter der Bezeichnung „koronares T" und „Pardee-Q"? *61*

52. Welche Myokardinfarkte treten bezüglich ihrer Lokalisation am häufigsten auf; wie ist ihre Bezeichnung und wie ihre Zuordnung zu den einzelnen Koronararterien? *62*

53. Welchen Stellenwert hat heute die Katheterdilatation von Koronarstenosen als Alternative oder therapeutische Vorstufe zur Bypass-Chirurgie? *65*

54. In welchen Fällen ist eine transluminale Koronarangioplastik indiziert und in welchen Fällen nicht indiziert? *66*

55. Wie sind die prognostischen Aspekte nach einer erfolgreichen Bypass-Operation? *67*

Literatur *69*

Frage 1:
Wie ist die koronare Herzkrankheit zu definieren?

Die koronare Herzkrankheit ist eine nach Lokalisation, Ausmaß, Intensität und Geschwindigkeit des Krankheitsablaufs determinierte Erkrankung der Koronararterien.
Ihre Klinische Manifestation erfolgt unter folgenden Erscheinungsformen:
1. Stenokardische Beschwerden bis zu Angina pectoris Anfällen. Die Angina pectoris kann in *stabiler* oder *instabiler* Form auftreten, wobei Koronarspasmen bei beiden Formen zu beobachten sind.
2. Herzrhythmusstörungen, vorwiegend tachykarde Formen.
3. Myokardinfarkt.
4. Plötzlicher Herztod, am häufigsten infolge Kammerflimmern [1].

Alle diese Erscheinungsformen sind Äußerungen eines Mißverhältnisses zwischen O_2-Angebot und O_2-Bedarf in einem oder mehreren poststenotischen Myokardarealen, das aus pathophysiologischer Sicht *die Koronarinsuffizienz* charakterisiert.

Frage 2:
Ist die Symptomatik der koronaren Herzkrankheit an eine bestimmte Reihenfolge gebunden?

Jede der vier vorausgehend aufgeführten Erscheinungsformen kann jeweils einzeln als *die erste* Manifestation der koronaren Herzkrankheit auftreten. Am häufigsten ist jedoch eine der Anginaformen, mit oder ohne Herzrhythmusstörungen zu beobachten. Nicht selten sieht man zwischen den Erscheinungsformen Übergänge, wie z. B. einen Übergang der *stabilen* in die *instabile* Form (seltener umgekehrt), die zum Infarktgeschehen führen kann. Als Folge des Myokardinfarkts treten ventrikuläre Tachykardien oder Extrasystolien auf, die wiederum ein Kammerflimmern induzieren können [2].

Frage 3:
Welche ätiologischen Faktoren liegen einer koronaren Herzkrankheit zugrunde?

An erster Stelle stehen atherosklerotische Veränderungen der Gefäßwand (Koronarsklerose), die zu einer mehr oder weniger ausgeprägten Gefäßobstruktion führen. Die Einengung des Lumens kann dabei entweder exzentrisch oder konzentrisch gelagert sein. Koronarangiographische Befunde an über 1 000 Patienten weisen darauf hin, daß bei typischen klassischen Beschwerden einer Angina pectoris in 90% der Fälle hochgradige Ein- oder Mehrgefäßstenosen zugrunde liegen. Bei atypischen Beschwerden konnte immer noch in ca. 30% der Fälle einer Koronarsklerose angiographisch festgestellt werden. Im Anschluß an einen gesicherten Myokardinfarkt konnte eine schwere Koronarsklerose in 98% der Fälle gesichert werden. Auch bei atypischem Infarkt, wo keine eindeutigen Zeichen im EKG sichtbar waren, lag die Frequenz der Koronarsklerose bei 75% [3].

Unvergleichlich seltener findet man eine Koronariitis, die meist Ausdruck eines entzündlichen Prozesses mit bevorzugtem Angriff auf die Koronargefäße ist (Panarteritis nodosa, Thromboangitis obliterans).

Frage 4:
Gibt es bevorzugte Stellen am Koronargefäßsystem, die von atherosklerotischen Prozessen befallen werden?

In der Regel sind die großen epikardialen Stammarterien betroffen, wobei auch das Ostium miteinbezogen sein kann. Von den epikardialen Koronarien wird am häufigsten der Ramus interventricularis anterior befallen. Ihm folgt die rechte Koronararterie und zuletzt der Ramus circumflexus. Bei Stenosen des Ostiums kommt differentialdiagnostisch eine Mesoaortitis syphilitica in Frage. Angeborene Ostiumstenosen sind sehr selten [4].

Frage 5:
Gibt es einen kritischen Stenosegrad, der zu einer klinisch manifesten Koronarinsuffizienz führt?

Streng genommen nicht, da die klinische Manifestation einer Koronarinsuffizienz (Angina pectoris) in der Regel erst unter ausreichender Belastung erfolgt und nicht nur von dem Stenosegrad abhängig ist, sondern noch folgende Faktoren veranwortlich sind:
1. Zahl der Stenosen (1-Gefäß, 2-Gefäß oder 3-Gefäßstenosen)
2. Länge der Stenosen.
3. Ausbildung des Kollateralkreislaufs (inter- und intrakoronare Anastomosen)
4. Lage der Stenosen (exzentrisch, konzentrisch)
Koronarangiographische Untersuchungen sprechen dafür, daß eine manifeste Koronarinsuffizienz schon bei einer 1-Gefäßerkrankung mit einer Lumeneinengung von mehr als 70% vorliegt [5].

Frage 6:
Ist für das Ausmaß der Durchblutung einer stenosierten Koronararterie der Stenosegrad oder die Länge der Stenose ausschlaggebend?

Die Perfusion eines poststenotischen Myokardareals ist beim Vorliegen einer über einen längeren Abschnitt stenosierten großen Koronararterie mit geringerer Einengung des Gefäßlumens *mehr* beeinträchtigt, als bei höhergradiger Stenose, die nur einen kurzen Gefäßabschnitt umfaßt.

Ausschlaggebend für die Blutversorgung des poststenotischen Areals ist das Ausmaß des vorliegenden Kollateralkreislaufs [6].

Frage 7:
Im Vergleich zu anderen Gefäßbezirken, werden anscheinend die Koronargefäße bevorzugt von atherosklerotischen Veränderungen betroffen. Was können die Ursachen sein?

Für den stärkeren Befall der Koronararterien können 2 Faktoren angenommen werden:
1. Die erhöhte mechanische Belastung. (Bei einer Herzfrequenz von 70/min kontrahiert sich das Herz 100800 mal in 24 Stunden)
2. Im Verlauf jeder Kontraktion kommt es zu einer ausgeprägten Veränderung der Länge und des Querdurchmessers der Koronararterien [7].

Frage 8:
Findet man die koronare Herzkrankheit häufiger bei Männern oder bei Frauen?

Nach den Ergebnissen der Framingham-Studie überwiegt unter den Erscheinungsformen der koronaren Herzkrankheit die Angina pectoris bei Frauen und der Herzinfarkt bei Männern [8].

Frage 9:
Wie ist das Auftreten von Angina-Anfällen bei Angstzuständen, Aufregungen oder unter Kälteeinfluß zu erklären?

Auch psychische Belastungen können zu beträchtlichem Anstieg der Herzfrequenz und des Blutdrucks führen, genau wie bei körperlicher Belastung [9].

Der arterielle Druckanstieg ist ebenfalls für Angina-Anfälle bei Kälte verantwortlich [10].

Frage 10:
Welche kardialen und extrakardialen Erkrankungen können symptomatisch eine Koronarinsuffizienz vortäuschen?

Dem präkordialen Schmerz können zahlreiche Ursachen zugrunde liegen, die differentialdiagnostisch von dem Schmerz durch eine Myokardischämie abzugrenzen sind:
1. **Erkrankungen des Herzens und der großen Gefäße**
Herzinfarkt; Koronarspasmen (Angina pectoris vasomotorica); Myokarditis; Paroxysmale Tachykardie; Commotio cordis; Aortitis (Dehnungsschmerz, Einengung des Koronarostium, Aneurysma dissecans); Lungenembolie; Akutes oder akut verschlechtertes chron. Cor pulmonale; Kardialgien nach Einnahme von Medikamenten, wie z. B. Digitalis, Schilddrüsenhormonen, Sympathomimetika); Tabakgenuß (Inhalieren von Zigarettenrauch);
2. **Erkrankungen der Atmungsorgane, des Mediastinums und Speiseröhre**
Tracheitis; Pleuritis; Spontanpneumothorax; Mediastinitis; Mediastinalemphysem; Ösophagitis; Tumoren;
3. **Erkrankungen der Thoraxwand und des Zwerchfells**
Degenerative Skelettveränderungen (Schulter-Hand-Syndrom, Xyphoidsyndrom, Periarthrosis humeroscapularis); Periostitis der Rippen; Trichter oder Schuster-Brust; Hernia diaphragmatica; Relaxatio diaphragmatica; Tumoren;
4. **Erkrankungen der Abdominalorgane**
Roemheld-Syndrom; Gallenkolik; Cholezystitis; Cholelithiasis; Pankreatitis; Gastritis, Gastroduodenitis; Appendicitis; Milzinfarkt; Diverticulum intestinalis; Tumoren [11].

Frage 11:
Welche diagnostischen Möglichkeiten stehen dem Arzt zur Sicherung der Diagnose einer koronaren Herzkrankheit zur Verfügung?

Die Abklärung zwischen typischen Beschwerden einer Belastungs-Angina und atypischen pectanginösen Symptomen anderer Formen einer Angina sowie Stenokardien extrakardialer Ätiologie ist von außerordentlicher Bedeutung. In der nachfolgenden Abbildung 1 wird versucht die stufenweise Diagnostik zur Abklärung anginöser Beschwerden schematisch zu veranschaulichen:

I. Stufe	II. Stufe	III. Stufe	IV. Stufe
			Anstelle der Stufe III oder als Ergänzung:
	Falls Stufe III nicht erforderlich:	*Erforderlich in etwa 50–60% der Fälle:*	
Obligatorisch: Exakte Anamnese Ruhe- und Belastungs-EKG Phonokardiographie Mechanokardiographie Röntgen-Thorax in 2 Ebenen Echokardiographie	Einschwemmkatheter mit Belastung Myokardszintigraphie	Koronarangiographie Ventrikulographie	Bestimmung des Laktats aus dem Koronarsinus Bestimmung der Koronarreserve
Ausschluß oder Nachweis einer Kardiomyopathie oder eines Mitralklappenprolapses		Ausschluß oder Nachweis einer KHK oder Kardiomyopathie	

Abb. 1

In den letzten Jahren wurde die Diagnostik durch eine Anzahl invasiver Untersuchungsmethoden bereichert. Mit der Koronarangiographie konnte z. B. der Nachweis erbracht werden, daß nicht bei allen Patienten mit Symptomen einer Angina pectoris eine koronare Herzkrankheit vorliegt. Desgleichen konnte gezeigt werden, daß bei Patienten mit stenokardischen Anfällen, aber normalen Koronararterien und pathologischem EKG, das Belastungs-EKG nicht als falsch positiv anzusehen ist. Darüber hinaus geben neue Untersuchungsmethoden nicht nur die Möglichkeit für eine Differentialdiagnose zwischen verschiedenen Formen der Angina pectoris, sondern erlauben eine Abgrenzung zu folgenden Krankheitsbildern:
Mitralprolaps-Syndrom;
Dilatative Kardiomyopathie mit Einschränkung der Ventrikelwanddehnbarkeit;
Aortenstenose;
Syndrom myokardialer Muskelbrücke;
Extrakardiale Syndrome (RWS, Aorta, Oesophagus) [12].

Frage 12:
Was versteht man unter der Bezeichnung „Syndrom myokardialer Muskelbrücke"?

Das Syndrom der myokardialen Muskelbrücke ist dadurch gekennzeichnet, daß eine epikardiale Koronararterie von einem Muskelstrang der Arbeitsmuskulatur überbrückt wird. Während der Systole kontrahiert sich auch der Muskelstrang und beeinträchtigt dadurch erheblich die Durchblutung des Gefäßes auf dem er aufsitzt [13].

Frage 13:
Was ist unter der Bezeichnung „Papillary dysfunction-Syndrom" zu verstehen?

Im chronischen Verlauf nach Herzinfarkt kann als Folge der Narbenbildung entweder ein Aneurysma entstehen oder durch die Fibrosierung, meist des hinteren Papillarmuskels, das „Papillary disfunction-Syndrom" auftreten.

Es kommt zum Wegfall der Papillarmuskelkontraktion und somit einer spätsystolischen Mitralinsuffizienz. Das Mitralsegel liegt am Ende der Ventrikelkontraktion zu hoch im Anulus fibrosus und schlägt in den Vorhof durch.

Aus hämodynamischer Sicht ist die Mitralinsuffizienz von geringerer klinischer Bedeutung [14].

Frage 14:
Kann im Hinblick auf eine erfolgversprechende Behandlung die stabile Angina pectoris nach Stadien der Funktionsbeeinträchtigung des Myokards eingeteilt werden?

Für eine erfolgversprechende Behandlung der stabilen Angina pectoris ist neben der gesicherten Diagnose einer koronaren Herzkrankheit die Beurteilung der Funktion des linken Ventrikels und damit der Schweregrad der Angina von entscheidender Bedeutung.

Heute ist es möglich, ohne größere Risiken und Belastungen der Patienten, z. B. mittels der Thermodilutionsmethode die Füllungsdrucke zu messen und das Herzminutenvolumen zu bestimmen.

Die nachfolgende Abb. 2 veranschaulicht die Stadiumeinteilung der stabilen Angina nach Roskamm et al.:

Stadium I:	Abnorme Ventrikelfunktion unter Belastung. Anstieg der Füllungsdrucke nur während der Belastung. Herzminutenvolumen in Ruhe und während der Belastung im Normbereich.
Stadium II:	Abnorme Ventrikelfunktion in Ruhe. Anstieg der Füllungsdrucke in Ruhe. Herzminutenvolumen in Ruhe und während der Belastung im Normbereich.
Stadium III:	Belastungsinsuffizienz. Verminderung des Herzminutenvolumens während der Belastung.
Stadium IV:	Ruheinsuffizienz. Herzminutenvolumen bereits in Ruhe vermindert.

Abb. 2

Hinweis: Bei Patienten mit einem Anstieg des linksventrikulären enddiastolischen Drucks und inadäquatem Anstieg des Herzminutenvolumens während der körperlichen Belastung, besonders dann, wenn unter symptomlimitierter maximaler Belastung das Herzminutenvolumen trotz erhöhter Füllungsdrukke nicht adäquat gesteigert werden kann, muß man in ca. 50% der Fälle mit einer 3-Gefäßstenose rechnen [15, 16].

Frage 15:
Welche kausalen Faktoren entsprechen aus pathophysiologischer Sicht der Stadiumeinteilung der stabilen Angina pectoris?

Drei Faktoren können aufgeführt werden:
1. Ischämiefaktor:
Passagere Koronarinsuffizienz mit vorübergehender Funktionsänderung des Myokards. Abnahme der Kontraktilität, der Relaxation und Dehnbarkeit. Patienten mit unterschiedlichem Schweregrad der Angina, ohne Infarktnarbe.
2. Myokardfaktor:
Morphologische Schädigung des Myokards durch die Koronarinsuffizienz. Patienten mit durchgemachtem Infarkt und/oder konfluierenden Myokardnekrosen, ohne anginöser Symptomatik.
3. Mischformen:
Ischämiefaktor + Myokardfaktor. Patienten mit Infarktnarben, Aneurysma und Angina pectoris Symptomatologie [17, 49].

Frage 16:
Welche Ursachen führen zu einer Erhöhung des O_2-Bedarfs und welche zu einer Verminderung des O_2-Angebots?

Die Abb. 3 veranschaulicht eine Variationsskala der Ursachen die zu einem erhöhten O_2-Bedarf, und die Abb. 4 [18] eine Variationsskala die zu einem verminderten O_2-Angebot führen können:

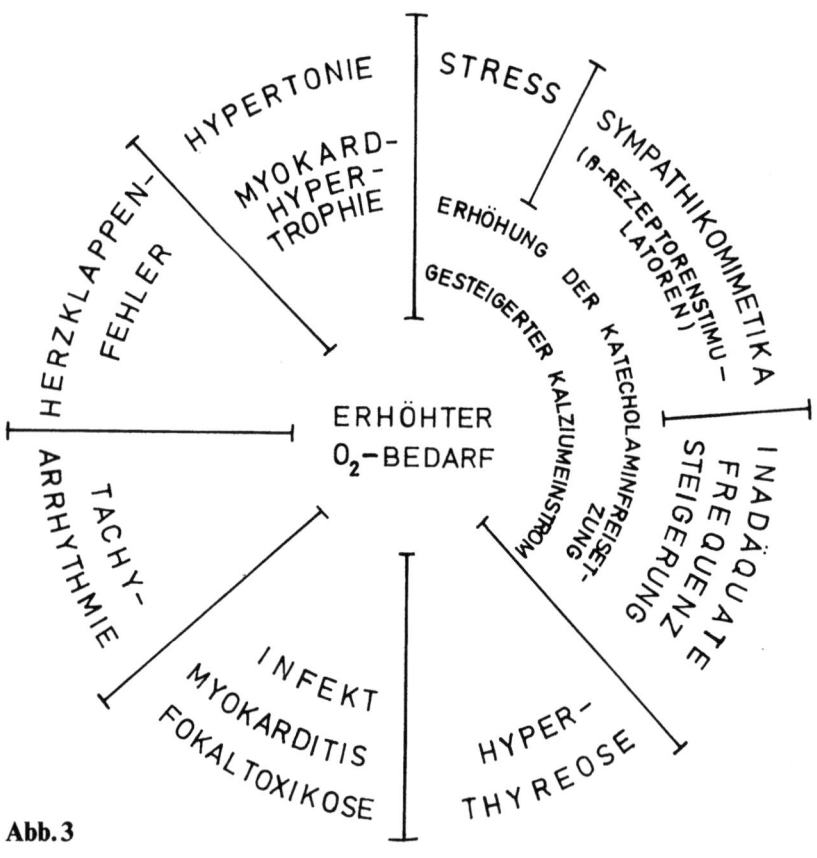

Abb. 3

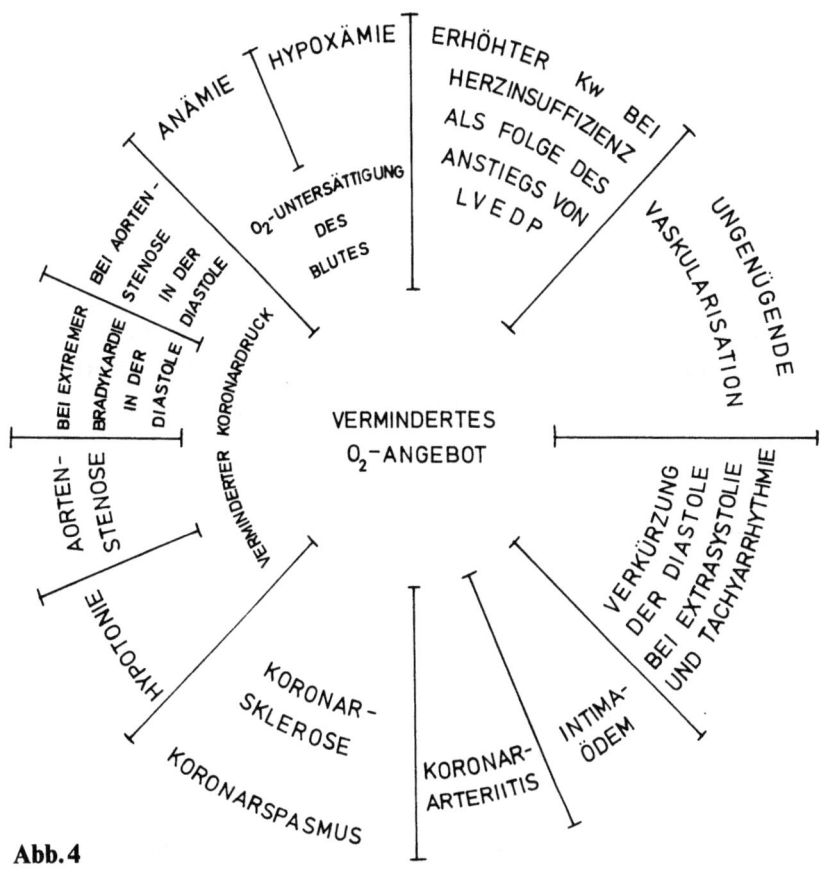

Abb. 4

Frage 17:
Welche topographische und funktionelle Unterschiede bestehen zwischen den intramuralen Arteriolen und epikardialen Stammarterien im Hinblick ihrer medikamentösen Beeinflussung bei Patienten mit einer koronaren Herzkrankheit?

Die topographischen und funktionellen Unterschiede zwischen den intramuralen Arteriolen und epikardialen Stammarterien sind aus der nachfolgenden Tabelle 1 [19] ersichtlich:

Tabelle 1

	Arteriolen	Epikardiale Stammarterien
Topographische Lage	**Intramural** Verlauf im Myokard der Ventrikelwand	**Extramural** Oberflächlicher epikardialer Verlauf
Beeinflußbarkeit durch Stoffwechselprodukte des Ventrikelmyokards (hypoxische Akkumulation von H^+-Ionen, Adenosin u. a.)	**Ausgesprochen stark** Grund: Unmittelbare Exposition der Arteriolen für die Metaboliten des Myokards	**Nicht vorhanden** Grund: Kein direkter Kontakt mit Ventrikelmyokard
Einfluß von Lumenänderungen auf koronaren Strömungswiderstand	**Ausgesprochen stark** Arteriolen regeln koronares Stromvolumen und intramyokardiale Blutverteilung („Widerstandsgefäße")	**Sehr gering** Limitierung des koronaren Stromvolumens erfolgt erst bei über 50% Einschränkung des Gefäßquerschnitts

Tabelle 1 (Fortsetzung)

	Arteriolen	Epikardiale Stammarterien
Anfälligkeit für sklerosierende Prozesse	**Gering** „Small vessel disease" ist sehr selten	**Sehr stark** Über 95% aller Koronarstenosen sind an den epikardialen Stammarterien lokalisiert. Sie sind vorwiegend exzentrisch gelagert
Entscheidende Angriffspunkte von Koronardilatatoren	**Spezifische Arteriolen-Erweiterung durch:** Adenosin Dipyridamol Carbocromen Theophyllin	**Möglichkeiten der Erweiterung großer Stammarterien: Kurzfristige Effekte:** Nitroglyzerin **Langfristige Effekte/kte:** Ca^{++}-Antagonisten vom Typ Verapamil, Nifedipin, Gallopamil
Therapeutischer Wert der medikamentösen Vasodilatation	Arteriolendilatation im Ischämiebezirk ist sinnlos, da hier bereits eine metabolische Weitstellung vorliegt. Arteriolendilatation im gesunden Myokard ist gefährlich, weil dadurch die Blutversorgung des Ischämiebezirks noch weiter zunimmt (stealing phenomenon)	Die Dilatation der epikardialen Stammarterien ist das entscheidende Therapieziel, solange die glatte Muskulatur der Media noch zur Relaxation befähigt ist. Dilatation besonders erwünscht bei glykosidinduzierter Tonuszunahme

Frage 18:
Welche Bedeutung fällt bezüglich des Strömungswiderstandes der Blutviskosität als intravasaler Komponente des Koronarwiderstands zu?

Als Determinante des Strömungswiderstandes wird der Blutviskosität im Rahmen der koronaren Herzkrankheit ein geringer Stellenwert eingeräumt. Vergleichsuntersuchungen zeigten, daß im Gefäßsystem geringere Hämatokritwerte (Parameter der Fließeigenschaften des Blutes) als bei in-vitro-Untersuchungen gemessen wurden. Ursache dieser geringeren Viskosität ist die Lokalisation der Blutzellen im zentralen Strom der Widerstandsgefäße.

Eine mitentscheidende Rolle dürfte der Viskosität unter kritischen Bedingungen bei der Ausbildung einer Stase des Blutes zukommen [20].

Frage 19:
Man liest öfters von einem Circulus-vitiosus-Mechanismus bei der Angina pectoris. Was ist eigentlich darunter zu verstehen?

Unabhängig von den auslösenden Mechanismen oder ätiologischen Faktoren, die zu einer Erhöhung des O_2-Bedarfs oder Verminderung des O_2-Angebots führen können, mündet die unzureichende O_2-Versorgung des Myokards in ein Circulus-vitiosus-Geschehen ein, bei dem die verursachte Hypoxie des Myokardgewebes per se den Kreis schließt und das Geschehen weiter verschlechtert. Die Hypoxie führt einerseits zur lokalen und über Schmerz und Angst zu einer systematischen Freisetzung von Katecholaminen mit konsekutiver Erhöhung des O_2-Bedarfs. Andererseits führt die Hypoxie zu lokalen Störungen der Kontraktilität, deren Folge eine Erhöhung der myokardialen Komponente des Koronarwiderstandes in den poststenotischen Arealen durch Steigerung des diastolischen Gewebedrucks ist. Darüber hinaus folgt eine Verminderung des venösen Rückstroms und ein Wegfallen der antiödematösen Wirkung des systolischen Kontraktion [20].

Frage 20:
Was ist unter einer antiödematösen Wirkung der systolischen Kontraktion zu verstehen?

Schwache Kontraktionen erhöhen in folgender Weise den Koronarwiderstand: Im Myokard wird die transkapillare Rückresorption des Wassers in Abweichung vom Starling-Gesetz von der Kontraktion mitgetragen. Da der intravasale Kapillardruck bei hohen Flußraten den kolloidosmotischen Druck des Plasmas nicht unterschreitet, erfolgt die interstitielle Entwässerung über die gesamte Kapillarstrecke überwiegend während der Systole durch die aktive Erhöhung des transmuralen Drucks. Dabei wird ein Ausgleich zwischen dem interstitiellen und intravasalen Druck erreicht, so daß dadurch und unterstützt vom kolloidosmotischen Druck die Rückresorption erfolgen kann.

Bei deutlich schwachen Kontraktionen kann sich rasch ein Myokardödem entwickeln, das über eine Steigerung der myokardialen Komponente des Koronarwiderstands zusätzlich die Myokarddurchblutung verringert [20].

Frage 21:
Kann das Circulus-vitiosus-Geschehen bei der Angina pectoris durchbrochen werden?

Beim Versuch das Circulus-vitiosus-Geschehen zu durchbrechen, müssen die therapeutischen Bemühungen dahin ausgerichtet sein, unter Berücksichtigung der jeweiligen pathophysiologischen Bedingungen die myokardiale O_2-Bilanz zu optimieren.
Dabei stehen 3 Anforderungen im Vordergrund aller therapeutischer Maßnahmen:
1. Abschirmung vor einer Erhöhung des O_2-Bedarfs.
2. Abnahme des myokardialen O_2-Verbrauchs.
3. Abnahme der myokardialen Komponente des Koronarwiderstands [20].

Frage 22:
Welche zentralen und peripheren hämodynamischen Größen müssen beeinflußt werden, um den 3 vorausgehend aufgeführten Forderungen gerecht zu werden?

Zur Kupierung des Angina-Anfalls steht im Vordergrund die Abnahme des venösen Rückstroms und damit der Vorlast des Herzens, d. h. Abnahme des diastolischen Füllungsdrucks und Füllungsvolumens mit Abnahme der ventrikulären Wandspannung.

Bezogen auf die prophylaktische Behandlung der stabilen Angina pectoris ist eine Reduzierung der Herzfrequenz (ausgenommen bei Bradykardien), der inneren Herzarbeit (Kontraktilität, Wandspannung) und äußeren Herzarbeit, definiert als Produkt des mittleren systolischen Aortendrucks und des Herzminutenvolumens, anzustreben [21].

Frage 23:
Welche Parameter zählen zur zentralen Hämodynamik, welche zur peripheren Hämodynamik und welche zu der Ventrikelmechanik?

Nachfolgend sind die Hauptparameter der zentralen Hämodynamik, der peripheren Hämodynamik und der Ventrikelmechanik mit den dazugehörigen Meßeinheiten aufgeführt:

Zentrale Hämodynamik

Herzfrequenz	(Schlag/min)
Schlagarbeitsindex	(g-m/m^2)
Herzminutenvolumen	(l-/min)
Linksventr. systol. Druck	(mmHg)
Linksventr. diastol. Druck	(mmHg)
Endsystol. Volumenindex	(ml/m^2)
Enddiastol. Volumenindex	(ml/m^2)
Auswurfsfraktion	(%)
Mittl. normalisierte systol. Ejektionsrate	(Ejection/sec)
Herzarbeit	(kom. min^{-1}/m^2)
Herzindex	(l/min/m^2)

Periphere Hämodynamik

Aortendruck, systolisch	(mmHg)
Aortendruck, diastolisch	(mmHg)
Mittl. Aortendruck	(mmHg)
Peripherer art. Widerstand	(dyn. sec. cm^{-5})
Widerstand in den Lungenarteriolen	(dyn. sec. cm^{-5})
Mittl. rechtsatrialer Druck	(mmHg)
Druck in der Art. pulmonalis	(mmHg)
Mittl. pulmonaler Kapillardruck	(mmHg)

Ventrikelmechanik

Max. Druckanstiegsgeschwindigkeit im linken Ventrikel	(mmHg/sec)
Erschlaffungsgeschwindigkeit des linken Ventrikels	(mmHg/sec)
Mittl. circumferentielle Faserverkürzungsgeschwindigkeit	(Circ. sec)
Wandspannung des linken Ventrikels	(P syst. $\times \sqrt{HF}$)
Index der Wandsteifigkeit	$(P / V \frac{mmHG}{ml})$

Vermerk: Die Erschlaffungsgeschwindigkeit des linken Ventrikels (dp/dt min.) gilt als ein weiteres Indiz für die ischämisch induzierte Störung der Ventrikelmechanik im poststenotischen Myokardareal, der dem Angina-Schmerz unter Belastung auch vorausgehen kann [22].

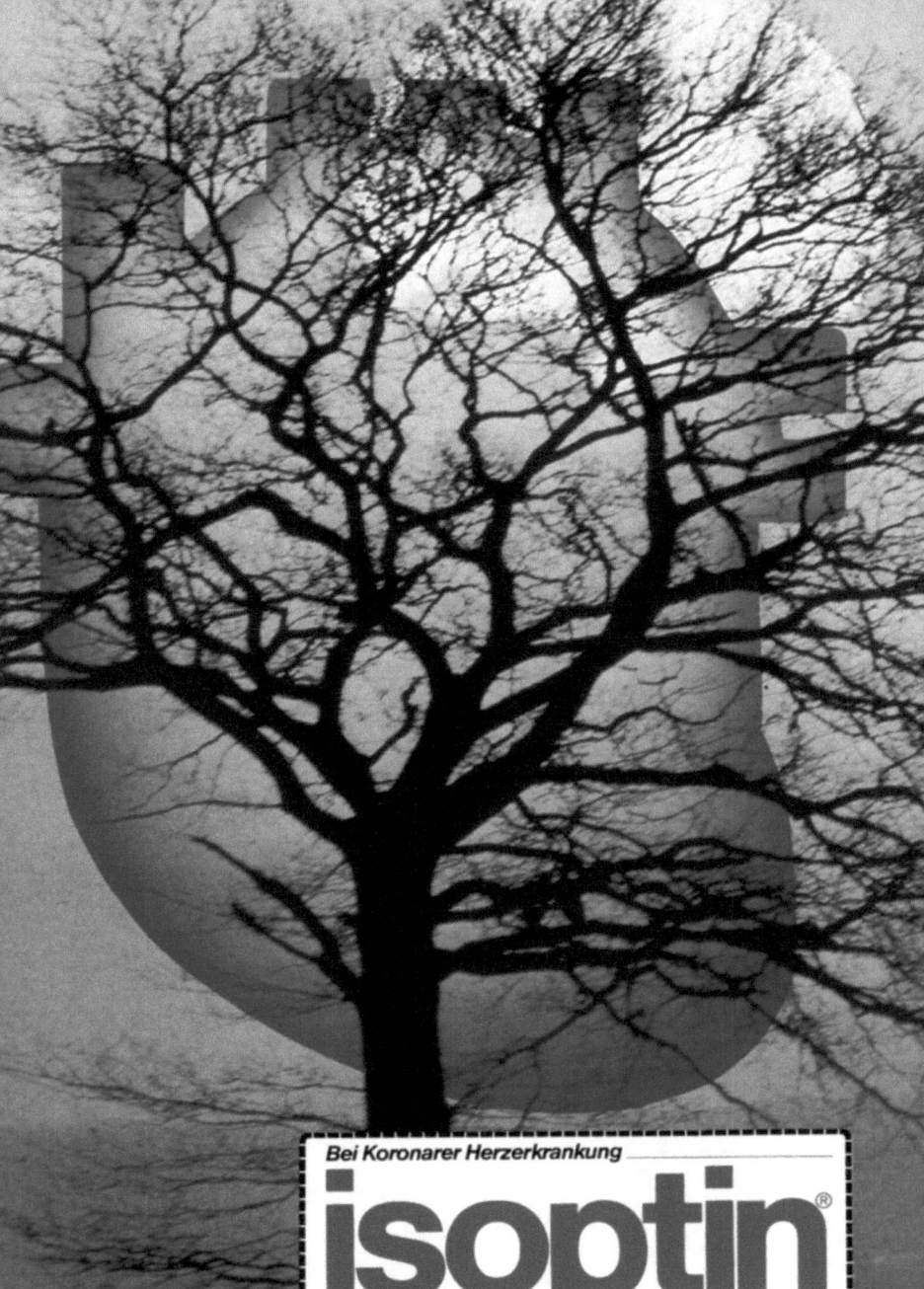

isoptin 80 mg
isoptin 120 mg
isoptin retard

Der Calciumantagonist mit großer therapeutischer Breite für die individuelle Therapie

Isoptin® mite · Isoptin® 80 mg · Isoptin® 120 mg · Isoptin® retard

Zusammensetzung: 1 Dragée enthält 40 mg (Isoptin mite) bzw. 80 mg bzw. 120 mg Verapamilhydrochlorid. 1 Filmtablette Isoptin retard enthält 120 mg Verapamilhydrochlorid in spezieller galenischer Zubereitung mit kontinuierlicher Wirkstofffreisetzung. **Indikationen:** Koronare Herzerkrankung: chronische stabile Angina pectoris (klassische Belastungsangina); Ruheangina, einschließlich der vasospastischen (Prinzmetal Angina, Variant-Angina) sowie der instabilen Angina (Crescendo-, Präinfarkt-Angina); Zustand nach Herzinfarkt. Hypertonie; Prophylaxe tachykarder Rhythmusstörungen supraventrikulären Ursprungs und ischämiebedingter ventrikulärer Extrasystolen. **Kontraindikationen:** Isoptin darf nicht angewendet werden bei: Kardiogenem Schock, kompliziertem frischem Herzinfarkt (Bradykardie, ausgeprägte Hypotonie, Linksinsuffizienz), schweren Erregungsleitungsstörungen (AV-Block II. und III. Grades) und Sinusknotensyndrom (Bradykardie-Tachykardie Syndrom). Vorsicht ist geboten bei: AV-Block I. Grades, Sinusbradykardie < 50, Hypotonie < 90 mm Hg, Vorhofflimmern/Vorhofflattern bei gleichzeitigem Vorliegen eines Präexzitationssyndroms, z.B. WPW-Syndrom (hier besteht das Risiko, eine Kammertachykardie auszulösen) Herzinsuffizienz (vor der Behandlung mit Isoptin ist eine Kompensation mit Herzglykosiden erforderlich). In den ersten drei Monaten einer Schwangerschaft ist die Verordnung von Isoptin – entsprechend den heutigen Auffassungen über den Arzneimittelgebrauch – kritisch abzuwägen. **Nebenwirkungen:** Verschiedene Herz-Kreislauf-Effekte von Verapamil können gelegentlich, insbesondere bei höherer Dosierung oder entsprechender Vorschädigung, über das therapeutisch erwünschte Maß hinausgehen: Herabsetzung der Herzfrequenz (AV-Blockierung, Sinusbradykardie), des Blutdrucks (Hypotonie), der Herzkraft (Verstärkung von Insuffizienzsymptomen). Über Verstopfung wird des öfteren berichtet. Selten kann es zum Auftreten von Schwindel, Kopfschmerz, Gesichtsröte, Müdigkeit und Knöchelödemen kommen. Einige Einzelbeobachtungen über allergische Hauterscheinungen (Hautrötung, Juckreiz) liegen vor, ferner über eine reversible Erhöhung der Transaminasen und/oder alkalischen Phosphatase, wahrscheinlich als Ausdruck einer allergischen Hepatitis. Die Behandlung des Bluthochdrucks mit diesem Arzneimittel bedarf der regelmäßigen ärztlichen Kontrolle. Durch individuell auftretende unterschiedliche Reaktionen kann die Fähigkeit zur aktiven Teilnahme am Straßenverkehr oder zum Bedienen von Maschinen beeinträchtigt werden. Dies gilt in verstärktem Maße bei Behandlungsbeginn und Präparatewechsel sowie im Zusammenwirken mit Alkohol.

Dosierung: Der Wirkstoff Verapamil ist individuell, dem Schweregrad der Erkrankung angepaßt, zu dosieren. Erwachsene erhalten 1–2 Dragées Isoptin mite bzw. 1 Dragée Isoptin 80 mg bzw. Isoptin 120 mg 3–4mal täglich bzw. Isoptin retard 1–2 Filmtabletten 2mal täglich. Eine Tagesdosis von 480 mg Verapamil sollte als Dauertherapie nicht überschritten werden; eine kurzfristige Erhöhung ist möglich. Bei Patienten mit eingeschränkter Leberfunktion wird in Abhängigkeit vom Schweregrad wegen eines verlangsamten Arzneimittelabbaus die Wirkung von Verapamil verstärkt und verlängert. Deshalb sollte in derartigen Fällen die Dosierung mit besonderer Sorgfalt eingestellt und mit niedrigeren Dosen begonnen werden (z.B. bei Patienten mit Leberzirrhose zunächst 3mal 1 Dragée Isoptin mite). **Wechselwirkungen:** Bei gleichzeitiger Gabe von Isoptin und herzwirksamen Arzneimitteln (z.B. Betarezeptorenblockern, Antiarrhythmika) sowie Inhalationsanästhetika kann es zu einer gegenseitigen Wirkungsverstärkung auf Herz und Kreislauf kommen (AV-Blockierung, Bradykardie, Hypotonie, Herzinsuffizienz). Die intravenöse Gabe von Betarezeptorenblockern sollte während der Behandlung mit Isoptin unterbleiben. Isoptin kann die Wirkung blutdrucksenkender Arzneimittel verstärken. Erhöhungen des Digoxin-Plasmaspiegels bei gleichzeitiger Gabe von Isoptin sind beschrieben. Deshalb sollte vorsorglich auf Symptome einer Digoxin-Überdosierung geachtet und gegebenenfalls die Digitalisspiegel bestimmt und nötigenfalls eine Reduzierung der Glykosiddosis vorgenommen werden. **Handelsformen: Isoptin mite:** 20 Dragées (N1) DM 7,32, 50 Dragées (N2) DM 15,70, 100 Dragées (N3) DM 27,20; **Isoptin 80 mg:** 20 Dragées (N1) DM 12,48, 50 Dragées (N2) DM 26,48, 100 Dragées (N3) DM 43,68; **Isoptin 120 mg:** 20 Dragées (N1) DM 15,48, 50 Dragées (N2) DM 32,79, 100 Dragées (N3) DM 56,44; **Isoptin retard:** 20 Filmtabletten (N1) DM 17,56, 50 Filmtabletten (N2) DM 36,83, 100 Filmtabletten (N3) DM 63,10. Stand Juli 1984

Knoll AG, 6700 Ludwigshafen
Unternehmen der BASF-Gruppe

knoll

Frage 24:
Welche Parameter zählen zu den Hauptdeterminanten des myokardialen O_2-Verbrauchs?

Folgende Parameter sind als Hauptparameter des myokardialen Sauerstoff-Verbrauchs anzusehen:

Herzfrequenz
Kontraktilität
Wandspannung
Linksventrikulärer systolischer Druck
Mittl. Aortendruck
Schlagarbeitsindex
Ventrikelvolumina
Linksventrikulärer enddiastolischer Druck
Koronarer u. periph. Widerstand

Für die Therapie ist wichtig zu wissen, daß diese Determinanten bei den verschiedenen klinischen Krankheitsbildern der Angina pectoris den myokardialen O_2-Verbrauch in unterschiedlicher, zum Teil entgegengesetzter Richtung beeinflussen können und für den therapeutischen Erfolg der Gesamteffekt auf den O_2-Verbrauch entscheidend ist.

Das läßt sich an einem Beispiel verdeutlichen:
Bekanntlich steigern Herzglykoside den O_2-Verbrauch eines intakten Myokards. Behandelt man ein insuffizientes, dilatiertes Herz mit Digitalis, so wird die Kontraktilität zwar gesteigert, aber der O_2-Verbrauch sinkt, da infolge der verbesserten Auswurfsleistung die Ventrikelvolumina und damit die Wandspannung vermindert werden. So wird die Erhöhung des O_2-Verbrauchs als Folge der gesteigerten Kontraktilität mehr als genügend aufgehoben [23].

Frage 25:
Aus der Physiologie ist bekannt, daß die Herzfrequenz im Vergleich zur systolischen Spannungsentwicklung bezüglich des O_2-Verbrauchs eine untergeordnete Rolle spielt. Warum wird sie hier zu den Hauptdeterminanten des myokardialen O_2-Verbrauchs aufgeführt?

Eine Erhöhung der Herzfrequenz bedeutet eine Vermehrung der Phasen in denen Spannung und Kontraktilität entwickelt werden. Hierzu ist eine entsprechende Menge des Sauerstoffangebots erforderlich, die bei normaler Koronarreserve zur Verfügung steht.

Bei koronarer Herzkrankheit mit eingeschränkter Koronarreserve kann das O_2-Angebot sehr gering bzw. in ischämischen Regionen überhaupt nicht mehr gesteigert werden, so daß schon eine mäßige Frequenzerhöhung einen erheblichen Einfluß auf die myokardiale O_2-Bilanz ausübt.

Zur Beachtung: Die in der isometrischen Phase entwickelte Wandspannung bleibt in der isotonischen Phase der Kontraktion nahezu gleich [24].

Frage 26:
Welche Bedeutung fällt der vasalen Komponente und welche der myokardialen Komponente des Koronarwiderstandes bei koronarer Herzkrankheit zu?

Die treibende Kraft der Koronarperfusion ist ein rhythmisch und dynamisch wechselnder Druckgradient zwischen der Aortenwurzel und dem Koronarsinus. Bei suffizienter Koronardurchblutung nimmt bei erhöhtem O_2-Bedarf der in den Arteriolen lokalisierte, variable vaskuläre Koronarwiderstand regulativ ab, wodurch die Koronardurchblutung ansteigt. Der myokardiale Koronarwiderstand (sog. myokardiale Komponente) spielt hier für die Perfusion keine relevante Rolle. Umgekehrte Verhältnisse liegen jedoch bei einer ausgeprägten Koronarsklerose vor.

Im poststenotischen Areal liegt der vaskuläre Koronarwiderstand praktisch bei Null, denn die Arteriolen sind metabolisch schon maximal dilatiert. In dieser Lage erhält die myokardiale Komponente des Koronarwiderstands für die Durchblutung poststenotischer Regionen und damit ihrer Versorgung mit Sauerstoff erheblich an Bedeutung.

Änderungen des myokardialen Koronarwiderstands unter bestimmten pathologischen Bedingungen oder unter der Einwirkung von antianginösen Arzneistoffen bei Patienten mit einer koronaren Herzkrankheit, können jedoch nicht erfaßt werden, weil der Druck hinter der Stenose nicht meßbar und damit unbekannt ist [21, 25].

Die nachfolgende Abb. 5 veranschaulicht Faktoren, die zu einer aktiven oder passiven Änderung des Gefäßlumens führen und den Koronarwiderstand beeinflussen können:

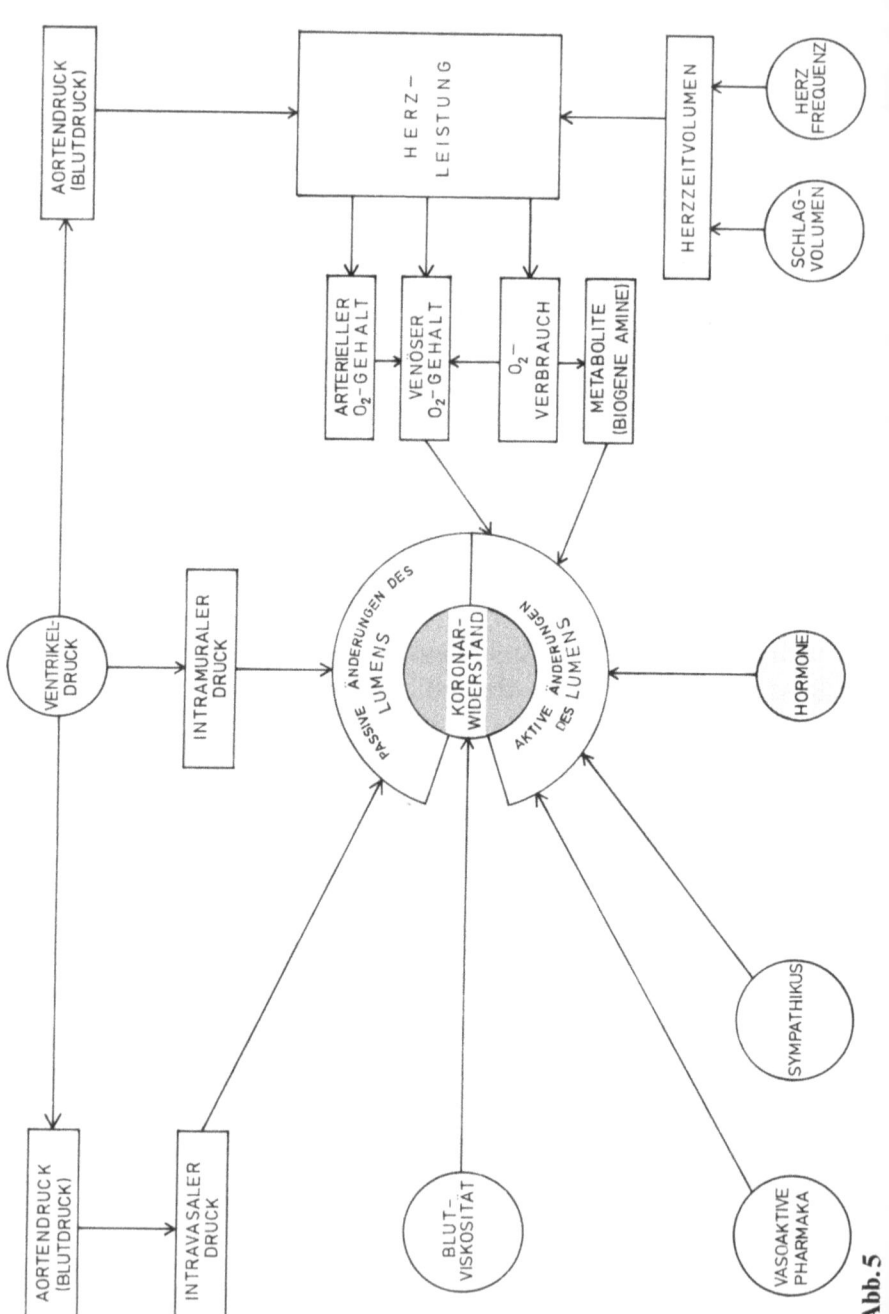

Abb. 5

Frage 27:
Ist der präkordiale Schmerz bei der koronaren Herzkrankheit der empfindlichste und damit der erste Indikator einer manifesten Koronarinsuffizienz?

Tierexperimentelle Befunde und neuerdings Beobachtungen während der therapeutischen Ballonokklusion im Rahmen der transluminalen Angioplastik am Menschen weisen darauf hin, daß die Vorläufer des präkordialen Schmerzes eine diastolische und systolische Funktionsstörung des Myokards und Repolarisationsstörungen im EKG sein können [26].

Invasive Untersuchungen an Patienten mit einer Koronarinsuffizienz zeigten, daß der pulmonale Kapillardruck als Maß für den linken Vorhofdruck bereits *vor* dem Auftreten der ersten Symptome ansteigt, d.h., daß die hämodynamischen Veränderungen zeitlich den subjektiven Beschwerden der Angina pectoris vorausgehen [27].

Frage 28:
Welche hämodynamischen Parameter sind für die linksventrikuläre Wandspannung verantwortlich und wie kann man die Wandspannung bestimmen?

Die Wandspannung wird in Abhängigkeit vom Ventrikeldurchmesser durch die Höhe des linksventrikulären systolischen Drucks und den venösen Rückstrom über den Füllungsdruck und das Füllungsvolumen bestimmt [28].
Zu den praktikablen Methoden zählt die Bestimmung des Tension-Time-Index (TTI). Der TTI entspricht dem systolischen Spannungs-Zeit-Integral bzw. dem systolischen Druck-Zeit-Integral des Ventrikels. Er gibt ein Maß für die systolisch entwickelte und aufrechterhaltende Wandspannung des Myokards und damit der Haltebetätigung des Herzens.
Der TTI wird durch Planimetrierung der systolischen Ventrikel-Druckkurve pro Minute berechnet und in mmHg angegeben. Er kann aber auch nach der Näherungsformel von Bretschneider als Produkt des mittleren systolischen Drucks in der Aorta und der Quadratwurzel der Herzfrequenz errechnet werden [29, 30].

Frage 29:
Wie ist die Ventrikelleistung zu definieren?

Die Ventrikelleistung ist die Fähigkeit des Ventrikels, definiert durch den Druck und Volumen, das Blut zu pumpen. Sie wird quantitativ durch die Relationen zwischen Kontraktilität, Vorlast, Nachlast und Herzfrequenz bestimmt.

Vermerk: Bei eingeschränkter Koronarreserve, d. h. beim Vorliegen einer koronaren Herzkrankheit können Änderungen von Vorlast, Nachlast, Wandspannung und Herzfrequenz die Ventrikelleistung verbessern, auch wenn seine Kontraktionskraft mäßig verringert wird [28].

Frage 30:
Wie häufig tritt eine Herzinsuffizienz als Folge einer Koronarinsuffizienz auf?

Bei akuter Hypoxie des Herzmuskels geht in der Regel von einer bestimmten Intensitätsstufe an (Häufigkeit, Dauer und Intensität der Anginaanfälle) die Koronarinsuffizienz unmittelbar in eine hämodynamische Herzinsuffizienz über. Diese manifestiert sich bei intravitaler Beobachtung des Herzmuskels in einer akut auftretenden Dilatation des Herzens.

Subendokardiale Narbenbildungen als Folge disseminierter Myokardnekrosen können nur dann zu einer dynamischen Herzinsuffizienz führen, wenn ihre Konfluierung besonders ausgeprägt ist [31].

Zur Beachtung: Tierexperimentell konnte nachgewiesen werden, daß unter Hypoxiebedingungen subendokardiale, konfluierende Nekrosen über einen Schaleninfarkt bis zum transmuralen Infarkt führen können [32].

Frage 31:
Ergibt sich für Patienten mit einer Koronarinsuffizienz und gleichzeitig hypertrophierten Myokard (Hypertoniker) eine ungünstigere O_2-Versorgung als bei Patienten mit normalem Myokard?

Für Patienten mit einer koronaren Herzkrankheit und gleichzeitiger Hypertonie mit Hypertrophie des Myokards, ergibt sich aus pathophysiologischer Sicht eine verschlechterte O_2-Versorgung des Myokards erst unter Belastung. Ein erheblicher O_2-Mangel ergibt sich besonders bei Patienten mit gleichzeitiger Koronarsklerose.

Die Abb. 6 veranschaulicht schematisch die O_2-Versorgung des normalen und hypertrophierten Myokards in Ruhe und unter Belastung [33].

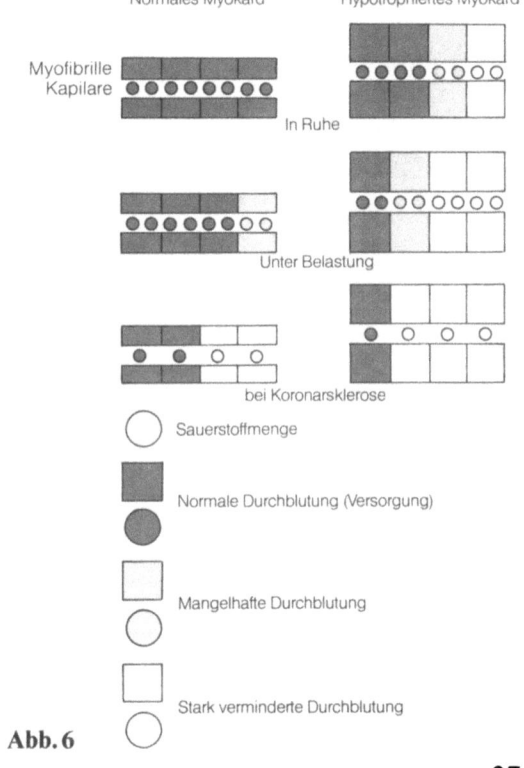

Abb. 6

Frage 32:
Welchen Gefahren sind Patienten mit einer stabilen oder instabilen Angina pectoris ausgesetzt?

Diese Patienten sind besonders bedroht durch das Auftreten eines Herzinfarkts oder eines plötzlichen Herztodes (Sudden death). Zur häufigsten Ursache zählt das Kammerflimmern, das infolge des Infarktgeschehens oder im Verlauf der Krankheit spontan auftreten kann. Koronarspasmen können, wenn auch relativ seltener zum plötzlichen Herztod führen.
Die Abb. 7 (nach Lichtlen [34]) veranschaulicht die Häufigkeit der Übergänge zwischen stabiler und instabiler Angina und die möglichen Folgen, die bei beiden Formen auftreten können:

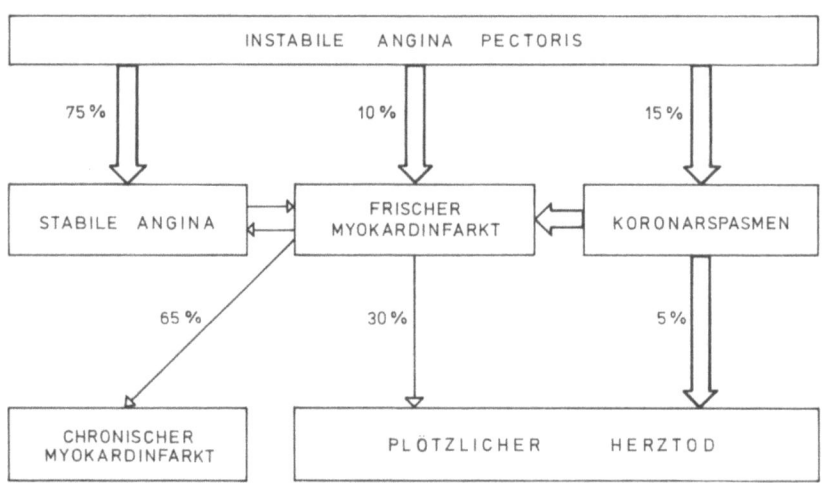

Abb. 7

Frage 33:
Liegen quantitative und qualitative Korrelationen zwischen der Lokalisation von kritischen Koronarstenosen und dem Auftreten von lebensbedrohlichen Rhythmusstörungen vor?

In Anlehnung an die Studien von Bethge [35] konnte zwischen dem Vorliegen von kritischen Stenosen ($\geq 75\%$) und der Häufigkeit ventrikulärer Ektopien keine gesicherte quantitative Beziehung nachgewiesen werden, obwohl eine Tendenz zu höherer Extrasystolienrate bei zunehmender Gefäßbeteiligung erkennbar war. Desgleichen konnte keine qualitative Korrelation gesichert werden, wenn man uniforme (Lown-Klasse I und II), multiforme (Lown-Klasse III) und repetitive ventrikuläre Arrhythmien (Lown-Klasse IV) als Arrhythmiekriterien berücksichtigt.

Demgegenüber zeigten Patienten mit Hauptstammstenosen quantitativ eine deutliche Zunahme der Extrasystolenrate, auch schon bei Stenosen von mehr als 50%iger Okklusion des Lumens. Noch deutlicher war bei diesen Patienten die qualitative Korrelation zwischen den Hauptstammläsionen und dem Auftreten repetitiver ventrikulärer Rhythmusstörungen.

Frage 34:
Bestehen Korrelationen zwischen der linksventrikulären Hämodynamik und der Wandmotilität des linken Ventrikels gegenüber der Häufigkeit von ventrikulären Rhythmusstörungen und ihrem Schweregrad nach der Lown-Klassifikation?

Die Relationen wurden desgleichen von Bethge untersucht. Als Kriterien der Hämodynamik wurden die Auswurfsfraktion des linken Ventrikels und der linksventrikuläre enddiastolische Druck gewählt und den quantitativen und qualitativen Arrhythmiekriterien gegenübergestellt.

Trotz Streuungen der Einzelwerte in einem Kollektiv von 155 Patienten, zeigten beide Parameter sowohl quantitative als auch qualitative Korrelationen mit dem Auftreten von ventrikulären Rhythmusstörungen, indem eine zunehmende Zahl von komplexen ektopen Arrhythmien zu einer deutlichen Abnahme der Auswurfsfraktion und einem Anstieg des linksventrikulären enddiastolischen Drucks führten.

Auch zwischen der Häufigkeit ventrikulärer Extrasystolien und der linksventrikulären Wandmotilität konnten bei 118 Patienten deutliche Beziehungen nachgewiesen werden. Hierbei zeigte sich, daß die Häufigkeit der ventrikulären Extrasystolien bei Normo- und Hypokinesie etwa gleich war, während sie bei akinetischen Ventrikeln signifikant anstieg [35].

Frage 35:
Wie ist das Krankheitsbild der instabilen Angina pectoris zu definieren?

Für das Krankheitsbild der instabilen Angina pectoris fehlt zur Zeit noch eine einheitliche Definition. Der Begriff „instabile" Angina wurde erst 1971 von Fowler geprägt. In den letzten Jahren hat sich dieser Begriff, vor allem wegen der besseren therapeutischen Maßnahmen in der Klinik fest etabliert. Die Abgrenzung dieses Syndroms als ein spezielles Krankheitsbild der ischämischen Herzerkrankung besteht nach Lichtlen insofern zu Recht, da es sich um ein echtes „Zwischenstadium" zwischen der stabilen Angina, dem Herzinfarkt und dem plötzlichen Herztod handelt, d. h. um ein Stadium mit eigener Symptomatik in dem sich das weitere Schicksal des Patienten entscheidet [34].

Frage 36:
Welche klinischen Symptome sind für die instabile Angina pectoris charakteristisch?

Ein rasch wechselnder Charakter der Beschwerden mit akutem Beginn der Angina bei vorausgehend völliger Beschwerdefreiheit oder eine plötzliche Exazerbation der präkordialen Schmerzen, nachdem vorher die Angina über eine lange Zeit einen stabilen Charakter zeigte. Die Anfälle können sowohl in Ruhe als auch unter Belastung auftreten. Die Häufigkeit und Intensität der Anfälle steigt innerhalb einiger Tage steil an, die Schmerzschwelle nimmt entsprechend schnell ab, so daß schon geringste Belastungen (unter 25 Watt) die Anfälle auslösen können. Nicht selten sind starke Schmerzen in Ruhe zu beobachten.

Ein weiteres wesentliches Zeichen sind die mit den Anfällen gleichzeitig auftretenden Veränderungen der ST-Strecke im Oberflächen EKG und zwar sowohl in Form von ST-Anhebungen als dem Äquivalent einer transmuralen Ischämie sowie in Form von ST-Senkungen als dem Äquivalent einer Innenschichtischämie. Pathologische Q-Zacken treten nicht auf. Eine abnorme Zunahme der Serumenzyme CPK, CkMB, GOT und GPT findet man nicht.

Zur Beachtung: Treten im EKG Q-Zacken auf, ist das Ereignis als Infarkt zu interpretieren [34].

Frage 37:
Welche Befunde liegen im Hinblick auf die Koronaranatomie bei der instabilen Angina pectoris vor?

Bei ca. 10–15% der Fälle zeigen koronarangiographische Befunde normale Koronargefäße. Solche Fälle dürfen nicht von der Diagnose ausgeschlossen werden, da Koronarspasmen ebenfalls als Ursache einer transmuralen oder subendokardialen Ischämie zu erwägen sind. Hochgradige Stenosen (>75%) an der linken Stammarterie findet man in etwa 10% der Fälle. Bei den restlichen Fällen findet man in 40–45% der Fälle eine Mehrgefäßerkrankung und ca. 30% der Patienten zeigen im linksventrikulären Angiogramm einen durchgemachten Infarkt. Damit unterscheidet sich diese Gruppe von Patienten kaum von den Patienten mit einer stabilen Angina pectoris [36].

Zur Beachtung: Patienten mit instabiler Angina sollen nicht in Kliniken angiographiert werden in denen keine sofortige chirurgische Revaskularisation möglich ist, da beim Vorliegen einer hochgradigen Stenose der linken Stammarterie erfahrungsgemäß für den Patienten das Risiko einer Koronarangiographie erheblich erhöht ist.

Frage 38:
Welche Gesichtspunkte stehen aus pathophysiologischer und klinischer Sicht im Vordergrund der instabilen Angina pectoris?

Im Vordergrund steht die niedrige Belastungsschwelle, wahrscheinlich infolge des Fehlens eines ausreichenden Kollateralkreislaufs, für dessen Ausbildung die erforderliche Zeit fehlte. Aus pathophysiologischer Sicht werden zwei Mechanismen diskutiert, deren Verständnis wegen den therapeutischen Maßnahmen erforderlich ist:
1. Die Verschlechterung der Perfusion ist auf eine z. T. reversible Anlagerung von Thrombozyten an der lädierten Innenseite des Gefäßes zurückzuführen. Dafür sprechen Beobachtungen beim frischen Myokardinfarkt mit subtotaler oder totaler Obstruktion des Lumens durch einen Thrombus, der sich bei frühzeitiger Gabe von Streptokinase auflösen kann, sowie koronarangiographische Befunde in den ersten Tagen nach dem Infarktgeschehen, die das Auftreten einer Thrombolyse in etwa 50% der Fälle belegen.
2. Als Ursache werden Koronarspasmen angenommen, besonders bei der nächtlichen Ruhe-Angina (Angina decubitus). Koronarspasmen können sowohl bei koronarangiographisch nachweisbaren normalen Koronargefäßen als auch bei stenosierten Gefäßen auftreten. Koronarspasmen können zu einer unterschiedlich lang anhaltenden transmuralen Ischämie führen, die auch in einen Infarkt übergehen kann [34].

Frage 39:
Sind die Ursachen bzw. die auslösenden Faktoren, die zu Koronarspasmen führen können, bekannt?

In der nachfolgenden Tabelle 2 sind die vermutlichen Ursachen, die beim Vorliegen von Koronarstenosen zu Koronarspasmen führen können, aufgeführt. Die Ursachen oder auslösenden Faktoren, die bei normalen Gefäßen zu Koronarspasmen führen, sind bislang nicht bekannt. Bei Verdacht auf eine koronare Herzkrankheit liegt die Frequenz solcher Fälle bei ca. 10–15%. Etwa in 5% der Fälle können Koronarspasmen bei normalen Gefäßen zum plötzlichen Herztod führen [34].

Tabelle 2

Koronarstenosen	Normale Koronararterien
Vermehrte Freisetzung von Katecholaminen infolge Belastung, Streß oder Kälte	
Verstärkte postprandiale Sekretion von Acetylcholin	
Gesteigerte Freisetzung von Serotonin und Thromboxan A_2 als Folge einer Ablagerung von Plättchen an der lädierten Intima	Nicht bekannt
Eine Kombination von parasympathischem Tonus und erhöhter α-Rezeptorenaktivität	
Eine körpereigene vasoaktive Substanz, die durch Schädigung der Arterie freigesetzt wird	

Frage 40:
Welche Symptomatik ist für die vasospastische Angina pectoris charakteristisch?

Das Krankheitsbild der vasospastischen Angina ist durch eine vorwiegend in Ruhe, häufig nachts auftretende Angina pectoris charakterisiert. Die Schmerzen sind oft durch größere Belastungen oder Anstrengungen nicht auslösbar. Die Schmerzen sind jedoch von längerer Dauer und manchmal stärkerer Intensität als bei der klassischen Belastungsangina und weisen einen zyklischen Charakter auf.

Neben den von der Orientierung des ST-Vektors und der Elektrodenlage abhängigen Veränderungen der ST-Strecke (Anhebungen oder Senkungen), treten bei der vasospastischen Angina häufig Rhythmusstörungen, nicht selten lebensbedrohliche Kammertachykardien, Kammerflimmern oder eine elektromechanische Dissoziation auf [34, 37].

Frage 41:
Welche klinisch relevanten Folgen können Koronarspasmen auslösen?

Neben länger anhaltenden sehr schmerzhaften Anfällen, die zu einer weiteren Schädigung des Herzmuskels führen können, kann ein Koronarspasmus z. B. in einem Gefäß auftreten, das später ein infarziertes Areal versorgt. Das spricht dafür, daß solche Spasmen bei der Entstehung eines Infarktes auch eine große Rolle spielen können. Diese Ansicht scheint umso mehr gerechtfertigt, nachdem man gesehen hat, daß wiederholte starke Spasmen zu Rissen an der Intima, Ablösungen von Plaques, zu Blutungen mit nachfolgender Thrombozytenaggregation und zur Freisetzung von Thromboxan A_2, das die betroffenen Gefäße noch mehr einengt, führen können.

Wenn auch selten, wurden Fälle eines plötzlichen Herztodes als Folge eines irreversiblen Kammerflimmerns oder einer elektromechanischen Dissoziation in einen unmittelbaren Zusammenhang mit Koronarspasmen gebracht [37]. Abb. 7a veranschaulicht eine vasospastische Angina pectoris, koronarogra-

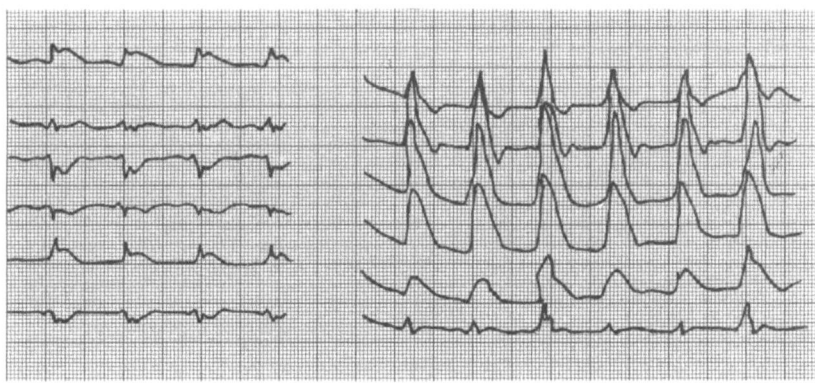

Abb. 7a   Abb. 7b

phisch nachgewiesen mit nur wenige Minuten dauernder massiver ST-Hebung [51].

Die Abb. 7b gibt die EKG-Aufnahme eines 56jährigen Patienten während des Auftretens eines angiographisch nachweisbaren Koronarspasmus wieder. Die massiven ST-Anhebungen hielten bis zu 3 Minuten an. Nach Beendigung des Anfalls war das EKG-Bild identisch mit dem den Anfall vorausgehenden EKG [51]

Frage 42:
Wie ist die vasospastische Angina pectoris (Prinzmetal-Angina) von der stabilen Angina (Belastungs-Angina) abzugrenzen?

Die Grenze zwischen der vasospastischen und der stabilen Angina pectoris kann dadurch verwischt werden, daß, wenn auch seltener, Koronarspasmen auch bei körperlicher Belastung auftreten können. Ferner kann eine vasospastische Angina bei einem Patienten entweder *vor* oder *nach* Beginn einer Belastungs-Angina auftreten. Beide Anginaformen können auch *gleichzeitig* vorliegen. Da die Belastungs-Angina nach Prinzmetal zu verschiedenen Zeitpunkten, d. h. vor, nach oder zu gleicher Zeit mit der vasospastischen Angina einsetzen kann, gibt der Begriff „instabile Angina" verschiedene Zustände von Angina pectoris bei einem bestimmten Patienten wieder. So weisen einige Patienten überwiegend ST-Anhebungen und selten ST-Senkungen im Belastungs-EKG auf. Bei anderen trifft genau das Gegenteil zu.

Diese Beobachtungen besagen, daß es auch Anginaformen mit einem ständigen Wechsel subendokardialer und transmuraler Ischämiezustände gibt [44].

Frage 43:
Gibt es heute eine klinisch zuverlässige Methode zur Sicherung der Diagnose einer vasospastischen bzw. Prinzmetal-Angina?

Im Vordergrund der klinischen Diagnostik stehen:
1. Eine genaue Anamnese
2. Langzeit- bzw. Speicher-EKG

In einigen Kliniken wird z. T. schon routinemäßig bei Verdacht auf Koronarspasmen bzw. einer Prinzmetal-Angina der Ergonovin-Test im Rahmen diagnostischer Herzkatheterisierungen angewendet.

Vor diesem Test für diagnostische Zwecke wird jedoch gewarnt, da er nicht ungefährlich ist. Der Ergonovin-Test sollte nur auf Fälle mit bedrohlichen Rhythmusstörungen beschränkt bleiben, vorausgesetzt, daß Koronarspasmen nicht nachweisbar sind [38].

Frage 44:
Welche konkreten Hinweise können in der Praxis als Anhaltspunkte zur Differentialdiagnose zwischen der vasospastischen Angina, Belastungs-Angina und akutem Myokardinfarkt verwendet werden?

Die Tabelle 3 veranschaulicht die verschiedenen Anhaltspunkte die bei der Differentialdiagnose zu beachten sind:

Tabelle 3

Anhaltspunkte	Vasospastische Angina	Belastungs-Angina	Akuter Myokardinfarkt
Anamnestisch	Belastungsunabhängig	Belastungsabhängig	Belastungsunabhängig
Auftreten der Anfälle	Nachts oder morgens	Meist am Tage	Unabhängig von der Tageszeit
EKG	ST-Anhebung	ST-Senkung	ST-Anhebung, zunächst als „Erstickungs-T"
Rhythmusstörungen	Sehr häufig, meist hohen Lown-Grades	Seltener, Lown-Grad II–IV	Sehr häufig, meist Lown-Grad III–V
Nitrolingual-Wirkung	Gutes Ansprechen	Gutes Ansprechen	Meist unzureichendes Ansprechen
Labor-Befund	Serumenzyme normal	Serumenzyme normal	Serumenzyme erhöht
Hämodynamische Änderungen	Keine Änderungen **vor** dem Anfall	Häufig Änderungen **vor** dem Anfall	Änderungen **vor** dem Anfall

(Modifiziert nach Spiller [39])

Frage 45:
Wie ist zu erklären, daß bei angiographisch nachgewiesener 100%iger Stenose einer Stammarterie poststenotisch kein Infarkt auftritt?

Das Herz besitzt *kein* endarterielles Gefäßsystem, das nach einem Koronarverschluß zwangsläufig zum Infarkt führen müßte. Die ganze subendokardiale Schicht des Myokards durchzieht ein reiches System kollateraler Gefäße, das mit den großen extramuralen Arterien in Verbindung steht.

Baroldi und Scomazzoni konnten nachweisen, daß ein Verschluß im extramuralen System nicht unbedingt einen Infarkt zur Folge hat [40, 41].

Frage 46:
Welche Myokardschicht ist bei O_2-Mangel für die Entstehung von Myokardnekrosen am anfälligsten?

Bei pathologischen Zuständen, die zu einem Mißverhältnis zwischen O_2-Angebot und O_2-Bedarf führen, ist das Subendokardium diejenige Schicht des Myokards, die am häufigsten von Nekrosen befallen wird.
Bei direkter Messung zeigt das Subendokardium gegenüber allen anderen Organstrukturen des Körpers den niedrigsten Partialdruck des Sauerstoffs auf. Es besitzt dabei die längsten Myofibrillen und nachweislich sind die Belastungen am höchsten und dadurch der O_2-Bedarf am größten [42, 43, 44].

Frage 47:
Besteht die Möglichkeit, daß sich subendokardiale Nekrosen bzw. subendokardiale Infarkte zu einem transmuralen Infarkt entwickeln?

Die Ausweitung eines subendokardialen Infarkts in einen transmuralen Herzinfarkt hängt z. T. von der Versorgung des Subendokards durch die Hauptarterie und/oder der Fortdauer der unregelmäßigen Herztätigkeit während des zeitlichen Verlaufs der Nekrose ab. Die Versorgung des Subendokards wird durch den vor der subendokardialen Nekrose vorhandenen oder sich später entwickelnden Grad des Arterienverschlusses bestimmt.

Unter solchen Umständen, besonders bei gleichzeitigem Vorliegen einer Hypertension oder fortdauernder körperlicher Anstrengungen, ist eine Prädisposition in dem Bereich gegeben, der normalerweise durch die jetzt obstruierte Hauptarterie versorgt wird.

Eine derartige Prädisposition ist bei einer initialen subendokardialen Nekrose vorhanden, wenn gleichzeitig eine Erkrankung einer epikardialen Hauptarterie vorliegt.

Dort wo ein erhöhter subendokardialer Widerstand eine Stauung in einer durchgängigen epikardialen Arterie hervorruft, kann sich sekundär eine Blutung in einen atheromatösen Belag oder eine Thrombose entwickeln, die wiederum die Vorstufe für einen transmuralen Infarkt bildet [40] (s. Abb. 8, 9 und 10).

Abb. 9. Subendokardiale Ischämie. Der gepunktete Bereich stellt die subendokardiale Ischämie dar, die fortschreitend zum Zusammenbruch der Mikrozirkulation führt und dadurch ein endarterielles System entstehen läßt. (A, B und Pfeile wie in Abb. 8)

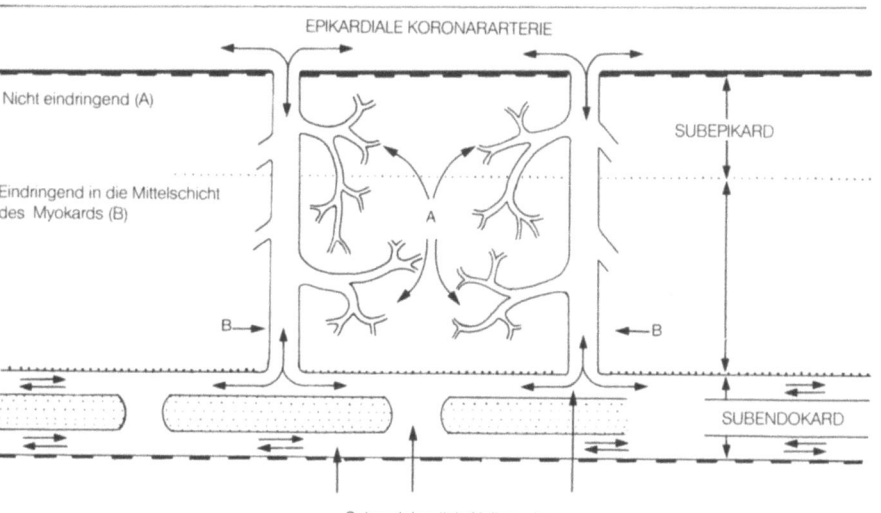

Abb. 8. Normale Myokardialdurchblutung. A. nicht in die Mittelschicht eindringende Koronaräste. B. In die Mittelschicht des Myokards eindringende Koronararterien. Die Pfeile weisen auf die mögliche Kollateraldurchblutung hin.

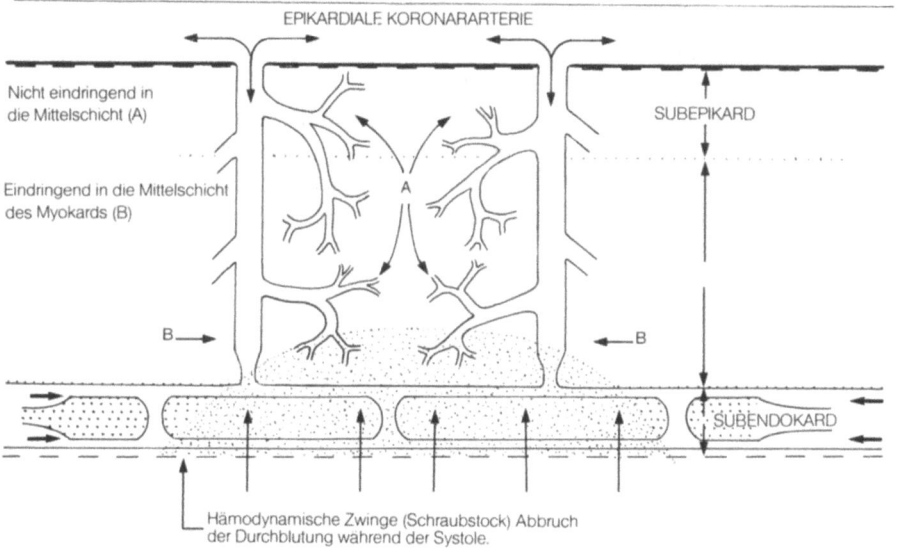

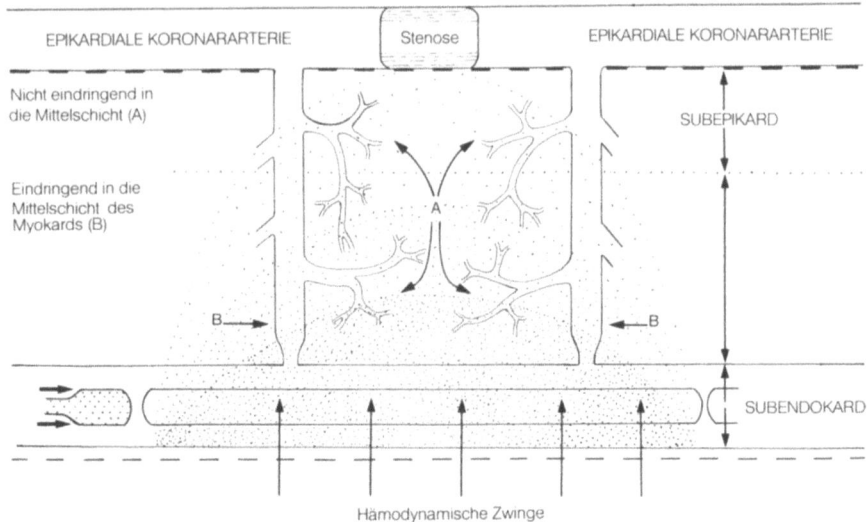

Abb. 10. Transmuraler Infarkt. Die Abbildung zeigt die allmähliche Ausbreitung der Nekrose vom Subendokard zum Subepikard. Die nekrotischen Frühveränderungen vernichten in jeder Schicht allmählich das kollaterale Mikrokreislaufsystem und schaffen ein endarterielles System. Die Entstehung eines derartigen subendokardialen endarteriellen Systems erhöht den arteriellen Widerstand im Bereich der Frühnekrose. Die daraus resultierende Stauung im arteriellen Blutstrom kann einen Verschluß (Thrombus oder Blutung in einem atheromatösen Belag) in der epikardialen Koronararterie begünstigen, die normalerweise den dabei betroffenen subendokardialen Bereich versorgt. Bei vorausgehend vorliegender epikardialer Stenose breitet sich die subendokardiale Nekrose in einem angrenzenden Myokardbereich transmural aus, da mit dem Einsetzen des subendokardialen Infarkts der gesamte Kollateralkreislauf zusammenbricht. (A, B und Pfeile wie in Abb. 8) (nach Holsinger und Eliot [40])

Frage 48:
Gibt es Hinweise über die Häufigkeit von subendokardialen Infarkten in Relation zu transmuralen Infarkten?

Nach Holsinger und Eliot [40] erfassen transmurale Infarkte etwa 40% aller Infarkte, während der Rest von 60% auf subendokardiale Infarkte entfällt.

Während transmurale Infarkte zu 90% infolge einer Gefäßobstruktion entstehen, treten subendokardiale Infarkte zwar bei stenosierten, jedoch noch durchgängigen Koronararterien auf.

Bei frischem transmuralem Infarkt können sowohl alte als auch neue Gefäßobstruktionen vorliegen.

Frage 49:
Ist eine Verbesserung der linksventrikulären Myokardfunktion nach einer Aneurysmektomie zu erwarten?

Invasive Untersuchungsergebnisse in letzter Zeit stellen den Wert einer Aneurysmektomie in Frage. Die Resektion führt zwar zu einer Reduzierung des enddiastolischen und endsystolischen Volumenindex, aber nicht zu seiner Normalisierung.

Die Funktion des linken Ventrikels, gemessen an der Ejectionsrate während der normalen und postextrasystolischen Kontraktion sowie ihre Reserve und der enddiastolische Druck bleiben nach der Operation unverändert [45].

Frage 50:
Kann aus elektrokardiographischer Sicht das Infarktgeschehen in einzelne Stadien eingeteilt werden und welche EKG-Zeichen sind typisch für den Verlauf des Myokardinfarkts?

Der Verlauf eines Infarktgeschehens kann in 4 Stadien eingeteilt werden:
1. Frisches Infarktstadium
2. Folgestadium
3. Endstadium
4. Stadium der Veränderungen, die bei ausgeheilten Infarkten als Dauerzeichen zu beobachten sind und nicht mehr zum 3. Stadium zählen

Im Vordergrund des EKG-Bildes stehen Veränderungen von Q, R, ST und T. Als *direkte* Infarktzeichen gelten: sog. Nekrose-Q, R-Verlust, ST-Anhebung und T-Negativität (terminal oder spitz gleichschenklig). Als *indirekte* Zeichen finden sich spiegelbildlich in den gegenüberliegenden Ableitungen: Überhöhungen von R, ST-Senkungen und Überhöhungen von T.

Die Abb. 11 veranschaulicht schematisch die wichtigsten EKG-Formabweichungen bei Myokardinfarkt während der ersten 3 Infarktstadien:
Schematische Darstellung der drei Infarktstadien.
a) In *einer* Extremitätenableitung.
Für das I. und II. Stadium sind jeweils drei Formbilder angegeben, die in der durch die Pfeile markierten Richtung durchlaufen werden. Das pathologische EKG ist der gestrichelte Verlauf.
b) In *drei* unipolaren Brustwandableitungen, auf die sich der Infarkt unterschiedlich projiziert. Zu einer Ableitung gehörig sind jeweils die drei untereinander stehenden Bilder. Wie an den Pfeilen zu erkennen ist, können sich die Unterschiede im III. Stadium verwischen (je nachdem, bei welchem Formbild das EKG nach anatomischer Ausheilung stehen bleibt).
(Die Genehmigung die Abbildung zu verwenden, wurde freundlicherweise vom Autor erteilt) [46]

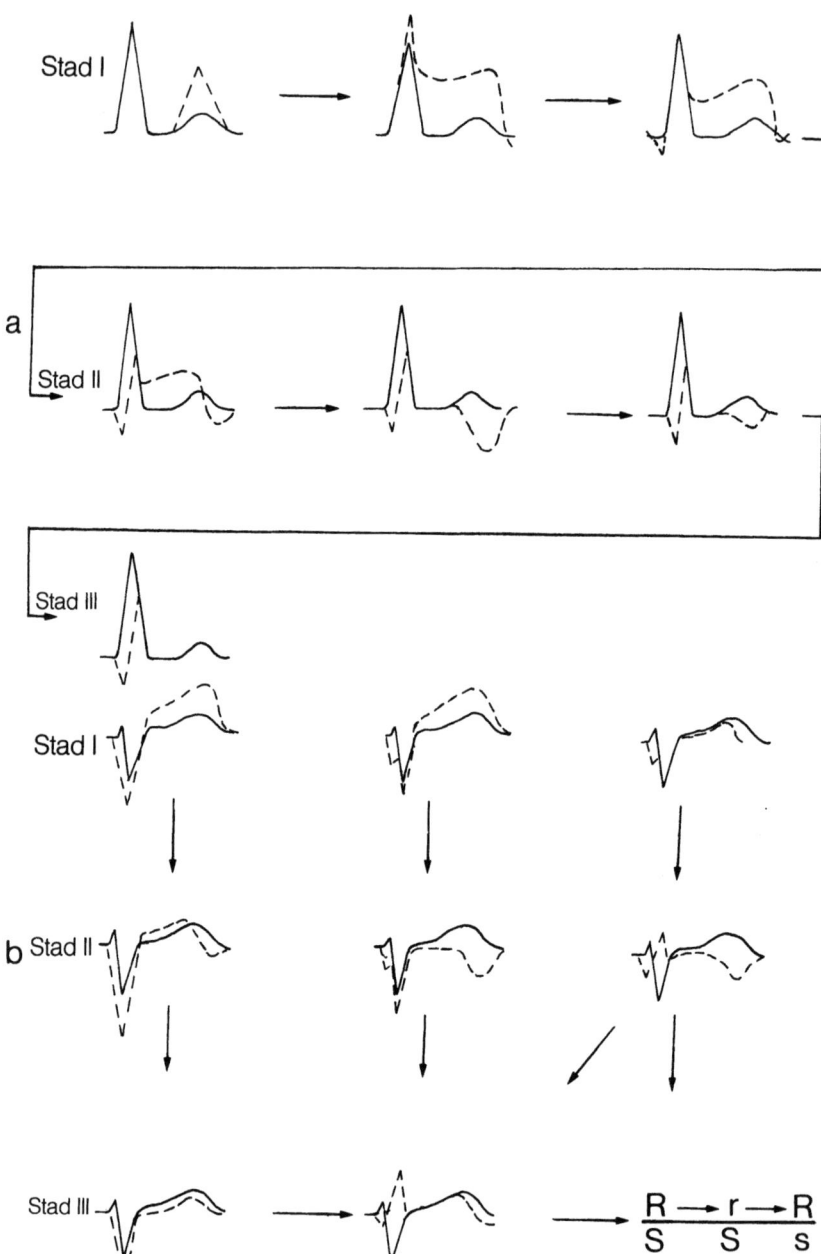

Abb. 11

Frage 51:
Was versteht man unter der Bezeichnung „koronares T" und „Pardee-Q"?

Beim Myokardinfarkt sind die T-Wellen V-förmig, symmetrisch negativ und unterscheiden sich dadurch von den negativen T-Wellen anderer Ursachen, deren absteigender Schenkel deutlich flacher als der ansteigende verläuft. Solche V-förmigen T-Wellen werden als „koronares T" bezeichnet. Solches T kann selten auch auftreten, ohne daß die Kammeranfangsschwankung charakteristische Infarktzeichen aufweist, so z. B. bei akuter Koronarinsuffizienz, hochgradiger Tachykardie oder lokalisierten Myokarditiden.

Als „Pardee-Q" wird eine ungewöhnlich breite und tiefe Q-Zacke, die bestehen bleibt, bezeichnet. Sie wird dann als infarktbedingt angesehen, wenn sie in den Standartableitungen mindestens 0,04 sec breit ist und ihre Amplitude wenigstens ein Viertel oder ein Drittel der Amplitude der größten R-Zacke in den Standardableitungen aufweist.

Ein Vergleich von R- und Q-Amplituden bzw. Breite kann jedoch nur in den jeweils zusammengehörigen Ableitungen erfolgen, d. h. in uni- oder bipolaren Extremitätenableitungen, unipolaren Brustwandableitungen oder den Ableitungen nach Nehb [46].

Frage 52:
Welche Myokardinfarkte treten bezüglich ihrer Lokalisation am häufigsten auf; wie ist ihre Bezeichnung und wie ihre Zuordnung zu den einzelnen Koronararterien?

Im Hinblick der Lokalisation werden folgende Infarkte unterschieden:

Supraapikaler Vorderwandinfarkt (A)
Vorderwandspitzeninfarkt (B)
Anterolateralinfarkt (C und E)
Ausgedehnter Vorderwandinfarkt (D)
Hinterwandinfarkt (F)
Septuminfarkt

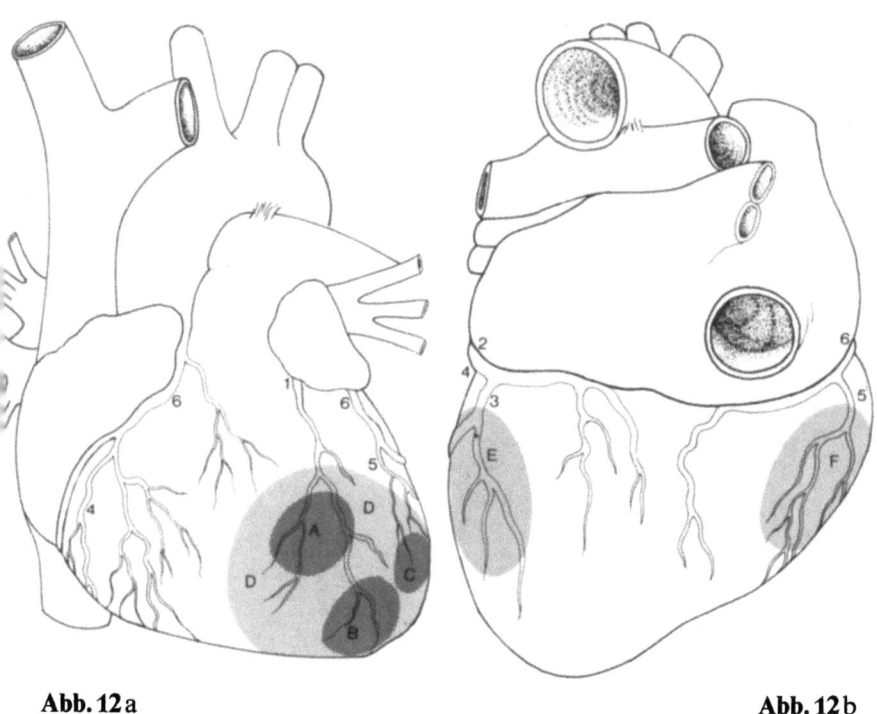

Abb. 12a   Abb. 12b

Die Abb. 12a und b veranschaulichen schematisch ihre Zuordnung zu den am häufigsten von Stenosen bzw. Okklusionen befallenen Koronargefäßen:

Linke Koronararterie:
Ramus interventricularis descendens anterior (1)
Ramus circumflexus (2)
Ramus des Margo obtusus (3)

Rechte Koronararterie:
Art. coronaria dextra und deren Ramus ventricularis anterior (4)
Ramus ventricularis posterior (5)
Art. coronaria dextra (6)

Septuminfarkte allein sind selten. An sie ist zu denken, wenn unter dem klinischen Bild eines Herzinfarktes plötzlich eine Störung der Erregungsleitung in Form eines Blocks, einer starken uncharakteristischen Störung der Erregungsausbreitung oder eines AV-Blocks auftritt. Das Vorliegen eines Rechtsschenkelblocks mit Q in V_1 ist suspekt für einen Septuminfarkt (s. Abb. 13)

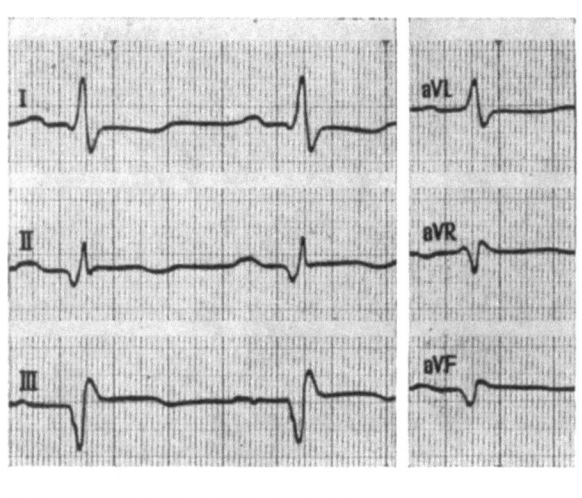

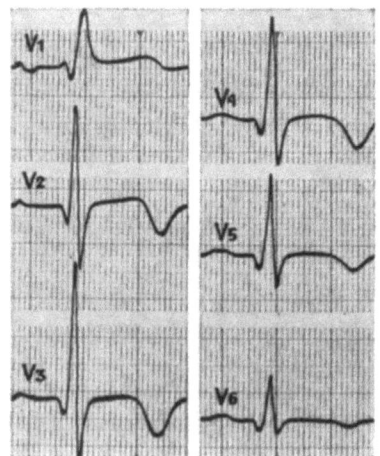

Abb. 13

Septum-Hinterwandinfarkt mit Rechtsschenkelblock.
(Nach Lemmerz [46])

Frage 53:
Welchen Stellenwert hat heute die Katheterdilatation von Koronarstenosen als Alternative oder therapeutische Vorstufe zur Bypass-Chirurgie?

Die transluminale Katheterdilatation (Transluminale Angioplastik nach Grüntzig) bietet in etwa 10–12% der Fälle eine bemerkenswerte Alternative zum Bypass-Eingriff. Bei Rezidiven der chirurgischen Therapie kann in einem hohen Prozentsatz mit zufriedenstellenden Ergebnissen der Dilatationstechnik gerechnet werden.

Die Morbilität ist bei erfolgreich behandelten Fällen zu vernachlässigen.

Die Mortalität liegt unter 1%.

Die funktionellen Ergebnisse sind sehr ermutigend [47, 50].

Frage 54:
In welchen Fällen ist eine transluminale Koronarangioplastik indiziert und in welchen Fällen nicht indiziert?

Klassische Indikationen:
1. Isolierte, konzentrische, proximale LAD-Stenose
2. Isolierte, konzentrische RCA-Stenose
3. Isolierte, konzentrische RCX-Stenose bei großen Gefäßen
4. Isolierte Bypass-Stenose

Relative Indikationen:
1. Akzesible Stenosen bei Mehrgefäßerkrankungen
2. Akzesible Stenose in einem verbleibenden Gefäß bei Verschluß eines Hauptastes (mit oder ohne Infarkt)
3. Akzesible Stenose (n) im Originalgefäß bei Bypass-Verschluß
4. Nicht verkalkte, konzentrische Hauptstammstenose

Nicht indiziert:
1. Schwere Koronarverkalkungen
2. Diffuse Koronarveränderungen
3. Starke Schlängelung (Tortuosität) vor der Stenose mit ungünstigen Abgängen von Seitenästen
4. Exzentrische, dislozierbare Plaques

Vermerk: Dilatationen mit dem Ballonkatheter, auch in Kombination mit intrakoronarer Streptokinasebehandlung, sollen nur dort angewendet werden, wo eine Kardiochirurgie vorhanden ist [47].

Frage 55:
Wie sind die prognostischen Aspekte nach einer erfolgreichen Bypass-Operation?

Beim Vergleich zwischen operierten und nicht operierten Patienten nach einer Laufzeit von 5 Jahren, ist eine eindeutige Besserung der Prognose vor allem bei kritischen Stenosen der linken Stammarterie, isoliert oder mit gleichzeitiger Erkrankung anderer Koronaräste, zu erwarten. Nach erfolgreichem Eingriff, also bei weitgehend vollständiger Revaskularisation und noch gut erhaltener Funktion des linken Ventrikels, wird eine Beseitigung der stenokardischen Beschwerden bis zu 80% erreicht, häufig auch unter körperlicher Belastung.

Die ergometrische Belastbarkeit nimmt in der Regel um ca. 50 Watt zu. Schwimmen, Radfahren, Skifahren oder Tennisspielen werden wieder möglich.

Die Mortalität liegt bei operierten Patienten bei ca. 5%, die der nicht operierten liegt etwa bei 20–30%. Bei 3-Gefäßerkrankungen liegt sie bei operierten Patienten um 1–2%, bei nicht operierten zwischen 8–12%.

Man kann annehmen, daß zumindest bei einer gewissen Gruppe von Patienten mit einer Verbesserung der Prognose bzw. Lebenserwartung gerechnet werden kann [48].

Literatur

1. Kübler W (1981) Klinik der koronaren Herzkrankheit – Angina Pectoris. In: Krayenbühl HP, Kübler W (Hrsg) Kardiologie in Klinik und Praxis, Bd II, Thieme, Stuttgart New York, S. 41.11
2. Kübler W (1981) Klinik der koronaren Herzkrankheit – Angina pectoris. In: Krayenbühl HP, Kübler W (Hrsg) Kardiologie in Klinik und Praxis, Bd II, Thieme, Stuttgart New York, S. 41.11
3. Lichtlen PR (1972) Vortrag während der Therapiewoche in Karlsruhe. Ärztliche Praxis, Kongreßausgabe
4. Kübler W (1981) Klinik der koronaren Herzkrankheit – Angina pectoris. In: Krayenbühl HP, Kübler W (Hrsg) Kardiologie in Klinik und Praxis, Bd II. Thieme, Stuttgart New York, S. 42.2
5. Schaper W (1981) Messung der Koronardurchblutung. In: Krayenbühl HP, Kübler W (Hrsg) Kardiologie in Klinik und Praxis, Bd I. Thieme, Stuttgart New York, S 27.1
6. Bozovic L (1973) Physiologie der Koronardurchblutung. (Orig. Titel: Fiziologija koronarne cirkulacije.) In: Sivacki J (Hrsg) Angina pectoris, Bd II. Zagreb, Gorenjski Tisk, S 101–127
7. Hort W (1975) Morphologische Gesichtspunkte der Myokardperfusion Verh Dtsch Ges Kreislaufforsch 41: 1
8. Kannel WB, Feinleib M (1972) Natural history of Angina pectoris in the Framingham-Study. Am J Cardiol 29: 154
9. Burch WB, Gilles T (1973) Aspects of the influenz of psychic stress an Angina pectoris. Am J Cardiol 31: 108
10. Epstein S et al. (1969) Effects of reduction in environmental temperature of the circulatory response to exercise in man. N Engl J Med 280: 7
11. Kübler W (1970) Symptom Angina pectoris. Therapiewoche 20(45): 2859
12. Round-table Diskussion Kongreß der Jugosl. Ges f Kardiologie, Sarajewo, 1979 Tonbandaufnahme beim Herausgeber
13. Neuss H (1982) Kerckhoffklinik Bad Nauheim mündliche Mitteilung
14. Lüthy E (1970) Das Herz In: Siegenthaler W (Hrsg) Klinische Pathophysiologie Thieme, Stuttgart New York, S 509

15. Roskamm H (1975) Hämodynamische Befunde bei koronarer Herzerkrankung. Verh Dtsch Ges Kreislaufforsch 41:38
16. Stürzenhofecker K et al. (1976) Cardiac output and filling pressures at rest and during exercise. In: Roskamm H, Kahn C (eds) Ventricular function at rest and during exercise. Springer, Berlin Heidelberg New York, p 26
17. Spiel R, Enenkel W (1977) Objektivierung der koronaren Herzkrankheit und koronartherapeutischer Interventionen. Geriatrie 7(6): 295
18. Gillmann H (1970) Therapeutische Möglichkeiten bei O_2-Mangelzuständen des Herzens. Therapiewoche 20(3): 100
19. Fleckenstein A (1972) Vortrag während der Tagung der Deutschen Gesellschaft für Physiologie in Nürnberg-Erlangen
20. Hellige G (1981) Koronardurchblutung. In: Krayenbühl HP, Kübler W (Hrsg) Kardiologie in Klinik und Praxis, Bd I Thieme, Stuttgart New York S 8.11
21. Lydtin H (1975) Medikamentöse Therapie der koronaren Herzkrankheit. Niedersächsisches Ärzteblatt, Fortbildungs- und Tagungsberichte 13:453
22. Schwarz F (1983) Med. Universitätsklinik Heidelberg, Kardiologie Schriftliche Mitteilung.
23. Bleifeld W (1974) Physiologische Grundlagen der medikamentösen Therapie der Koronarinsuffizienz, Innere Medizin, 1 Jahrgang Nr. 2 S 100-109, SD G. Witzstrock Verlag Baden-Baden
24. Bozovic L (1973) Physiologie der Koronardurchblutung. (Orig. Titel: Fiziologija koronarne cirkulacije) In: Sivacki J (Hrsg) Angina pectoris Bd II Zagreb, Gorenjski Tisk S 101-127
25. Schwarz F (1982) Med. Universitätsklinik Heidelberg, Kardiologie Mündliche Mitteilung
26. Waters U et al. (1977) Early changes in regional and global left ventricular function induced by graded reductions in regional coronary perfusion. Am J Cardiol 39:573
27. Sigwart U (1982) Die Katheterdilatation von Koronararterienstenosen (transluminale Angioplastik). Internist Welt 7:220
28. Strobeck JE, Sonnenblick EH (1981) Mechanik der Kontraktion des Herzens. In: Krayenbühl HP, Kübler W (Hrsg) Kardiologie in Klinik u. Praxis, Bd I, Thieme, Stuttgart New York S 7, 13
29. Bretschneider HJ (1967) Aktuelle Probleme der Koronardurchblutung und des Myokardstoffwechsels. Regensburger Ärztliche Fortbildung XV, 1:1-27
30. Riecker G (1975) Klinische Kardiologie. Springer Verlag, Berlin Heidelberg New York, S 41

31. Büchner E (1970) Die Koronarinsuffizienz in alter und neuer Sicht. Herausgegeben von Boehringer Mannheim
32. Fleckenstein A (1971) Pathophysiologische Kausalfaktoren bei Myokardnekrose und Infarkt. Wiener Zeitschr f Innere Medizin 52, Heft 3.
33. Sesto F et al. (1969) Die Koronarperfusion bei normalem und hyperthropiertem Myokard. (Orig. Titel: Koronarna perfuzija kod normalnog i hipertroficnog miokarda) Vortrag während der Tagung der kroatischen Gesellschaft für Innere Medizin in Opatija, Sept 1969
34. Lichtlen PR (1980) Diagnostik und Therapie der instabilen Angina pectoris. Internist 21: 636
35. Bethge KP (1982) Langzeit-Elektrokardiographie bei Gesunden und bei Patienten mit koronarer Herzkrankheit. Springer, Berlin Heidelberg New York
36. Lichtlen PR (1981) Die Koronarangiographie bei akutem Herzinfarkt. Z Kardiol 68: 237 (Abstract)
37. Maseri A (1978) Prinzmetal-Angina. Med Klin 73:1643
38. Lichtlen PR (1981) Symposium: Fortschritte in Diagnostik und Therapie der Angina pectoris. Vortrag, wiedergegeben in Medical Tribune 16:48
39. Spiller P (1980) Die Diagnose der Prinzmetal-Angina Dtsch Med Wschr 105, 499–501
40. Holsinger JW, Eliot RS (1972) Die mögliche Rolle des Subendokards in der Pathogenese des Herzinfarkts. In: Heart and lung, vd I/3 p 356
41. Baroldi G, Scomazzoni G (1967) Coronary circulation in the normal and the pathologic heart. D.C., Office of the Surgeon General, Department of the Army
42. Kirk ES, Honig CR (1964) Nonuniform distribution of blood and gradients of oxygen tension within the heart. Am J Physiol 207: 661
43. Sponitz HM, Sonnenblick EH, Spiro D (1966) Relation of ultrastructure to function in the intact heart: Sarcomere structure relative to pressure volume curves of intact left ventricle of dog and cat. Circ Res 18: 49
44. Kirk ES, Honig CR (1964) An experimental and theoretical analyses of myocardial tissue pressure. Am J Physiol 207: 361
45. Sesto M (1980) Beeinflussung der normalen und chirurgischen Revascularisation auf die Perfusion des Myokards und die Funktion des linken Ventrikels, Habilitation, Zagreb
46. Lemmerz AH, Schmidt R, Kranemann J (1972) Die Deutung des EKG. Braun, Karlsruhe
47. Sigwart U (1982) Die Katheterdilatation von Koronararterienstenosen (transluminale Angioplastik). Internist Welt 7: 220

48. Lichtlen PR (1980) Bypass-Chirurgie aus internistischer Sicht Euromed 20(9) S 526
49. Spiel R, Enenkel W (1977) Objektivierung der koronaren Herzkrankheit und koronartherapeutische Interventionen. Geriatrie 7: 295
50. Klepzig H et al. (1981) Funktionsverbesserung nach transluminaler koronarer Angioplastik (TCA). Herz 6 (4): 252
51. Zeh E (1980) ST-Hebung und Postexzitationssyndrom. MMW, (43): 1486

G. G. Belz, M. Stauch
Notfall EGK-Fibel
Mit einem Beitrag von F. W. Ahnefeld
3., überarbeitete Auflage. 1982. 44 Abbildungen.
VIII, 98 Seiten (Kliniktaschenbücher)
DM 24,-. ISBN 3-540-11800-4

Vom Belastungs-EKG zur Koronarangiographie
Von M. Kaltenbach, H. Roskamm, G. Kober,
W.-D. Bussmann, L. Samek, P. Stürzenhofecker,
H.-J. Becker, J. Petersen
Unter Mitarbeit zahlreicher Fachwissenschaftler
1980. 318 Abbildungen, 29 Tabellen. XI, 357 Seiten
Gebunden DM 158,-. ISBN 3-540-09861-5

D. B. Dubin
Schnell-Interpretation des EKG
Ein programmierter Kurs

Bearbeitet und ergänzt von U. K. Lindner
3., bearbeitete und ergänzte Auflage. 1981. 300 Abbildungen. IX, 312 Seiten
DM 48,-. ISBN 3-540-10201-9

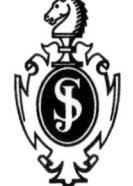

Die Herzstation
Diagnostik, Überwachung, Therapie, Rehabilitation, Organisation

Von O. Bertel, F. Burkart, F. Follath, R. Ritz
1983. 38 Abbildungen, 13 Tabellen. XIII, 213 Seiten
(Kliniktaschenbücher)
DM 29,80. ISBN 3-540-11614-1

Springer-Verlag
Berlin
Heidelberg
New York
Tokyo

Kardiale Rhythmusstörungen
Diagnose, Prognose, Therapie

Bericht 1. Internationaler Rytmonorm-Kongreß
Herausgeber: M. Schlepper, B. Olsson
1983. 91 Abbildungen, 67 Tabellen. XVII, 250 Seiten
Gebunden DM 50,-. ISBN 3-540-12148-X

G. Riecker
Klinische Kardiologie
Krankheiten des Herzens, des Kreislaufs und der Gefäße

Unter Mitarbeit von H. Avenhaus, H. D. Bolte, W. Hort, B. Lüderitz, B. E. Strauer
2., neubearbeitete und ergänzte Auflage. 1982.
292 Abbildungen. XV, 760 Seiten
Gebunden DM 138,-. ISBN 3-540-10787-8

H. Roskamm, H. Reindell
Herzkrankheiten
Pathophysiologie · Diagnostik · Therapie

Unter Mitwirkung von zahlreichen Fachwissenschaftlern
2., neubearbeitete und erweiterte Auflage. 1982.
1017 Abbildungen in 1612 Einzeldarstellungen, 149 Tabellen. XXXIII, 1543 Seiten
Gebunden DM 278,-. ISBN 3-540-10508-5

J. Schmidt-Voigt
Diagnostische Leitbilder bei koronarer Herzkrankheit
1980. 66 farbige Abbildungen. X, 73 Seiten
Gebunden DM 34,-. ISBN 3-540-10122-5

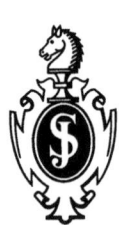

J. Schmidt-Voigt
Die ambulante Herzuntersuchung
Kardiologische Basisdiagnostik für die Praxis

1982. 49 Abbildungen. X, 158 Seiten
DM 48,-. ISBN 3-540-11735-0

Therapie mit Herzglykosiden
Herausgeber: E. Erdmann
Unter Mitarbeit von zahlreichen Fachwissenschaftlern
1983. 29 Abbildungen. XI. 146 Seiten
Gebunden DM 52,-. ISBN 3-540-12361-X

Springer-Verlag
Berlin
Heidelberg
New York
Tokyo

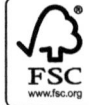

MIX
Papier aus verantwortungsvollen Quellen
Paper from responsible sources
FSC® C105338

If you have any concerns about our products,
you can contact us on
ProductSafety@springernature.com

In case Publisher is established outside the EU,
the EU authorized representative is:
**Springer Nature Customer Service Center GmbH
Europaplatz 3, 69115 Heidelberg, Germany**

Printed by Libri Plureos GmbH
in Hamburg, Germany